U0260922

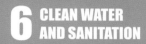

6 CLEAN WATER AND SANITATION

Ensure availability and sustainable management
of water and sanitation for all

为所有人提供水和环境卫生并对其进行可持续管理

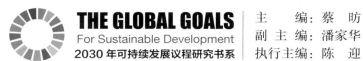

THE GLOBAL GOALS
For Sustainable Development
2030 年可持续发展议程研究书系

主　编：蔡昉
副主编：潘家华　谢寿光
执行主编：陈　迎

饮水安全与环境卫生可持续管理

THE SUSTAINABLE
MANAGEMENT
ON WATER AND SANITATION

王　宾　于法稳　著

社会科学文献出版社
SOCIAL SCIENCES ACADEMIC PRESS (CHINA)

总　序

可持续发展的思想是人类社会发展的产物，它体现着对人类自身进步与自然环境关系的反思。这种反思反映了人类对自身以前走过的发展道路的怀疑和扬弃，也反映了人类对今后选择的发展道路和发展目标的憧憬和向往。

2015 年 9 月 26～28 日在美国纽约召开的联合国可持续发展峰会，正式通过了《改变我们的世界：2030 年可持续发展议程》，该议程包含一套涉及 17 个领域 169 个具体问题的可持续发展目标（SDGs），用于替代 2000 年通过的千年发展目标（MDGs），是指导未来 15 年全球可持续发展的纲领性文件。习近平主席出席了峰会，全面论述了构建以合作共赢为核心的新型国际关系，打造人类命运共同体的新理念，倡议国际社会加强合作，共同落实 2015 年后发展议程，同时也代表中国郑重承诺以落实 2015 年后发展议程为己任，团结协作，推动全球发展事业不断向前。

2016 年是实施该议程的开局之年，联合国及各国政府都积极行动起来，促进可持续发展目标的落实。2016 年 7 月召开的可持续发展高级别政治论坛（HLPF）通过部长声明，重申论坛要发挥在强化、整合、落实和审评可持续发展目标中的重要作用。中国是 22 个就落实 2030 年可持续发展议程情况进行国别自愿陈述的国家之一。当前，中国经济正处于重要转型期，要以创新、协调、绿色、开放、共享五大发展理念为指导，牢固树立"绿水青山就是金山银山"和"改善生态环境就是发展生产力"的发展观念，统筹推进经济建设、政治建设、文化建设、社会建设和生态文明建设，加快落实可持续发展议程。同时，还要继续大力推进"一带一路"建设，不断深化南南合作，为其他发展中国家落实可持续发展议程提供力所能及的帮助。作为2016年二十国集团（G20）主席国，中国将落实2030年可持续发展议程作为今年G20峰会的重要议题，积极推动G20将发展问题置于全球宏观政策协调框架的突出位置。

围绕落实可持续发展目标，客观评估中国已经取得的成绩和未来需要做出的努力，将可持续发展目标纳入国家和地方社会经济发展规划，是当前亟待研究的重大理论和实践问题。中国社会科学院一定要发挥好思想库、智囊团的作用，努力担负起历史赋予的光荣使命。为此，中国社会科学院高度重视2030年可持续发展议程的相关课题研究，组织专门力量，邀请院内外知名专家学者共同参与撰写"2030年可持续发展议程研究书系"（共18册）。该研究书系遵照习近平主席"立足中国、借鉴国外，挖掘历史、把握当代，关怀人类、面向未来"，加快构建中国特色哲学社会科学的总思路和总要求，力求秉持全球视野与中国经验并重原则，以中国视角，审视全球可持续发展的进程、格局和走向，分析总结中国可持续发展的绩效、经验和面临的挑战，为进一步推进中国乃至全球可持续发展建言献策。

我期待该书系的出版为促进全球和中国可持续发展事业发挥积极的作用。

王伟光

2016 年 8 月 12 日

摘　要

　　饮水安全与环境卫生直接关乎人类生命健康，关系人类生存发展，持续关注并不断改善水资源和环境卫生状况，是世界各国共同承担的责任。面对日益匮乏的全球水资源、污染加剧的水体质量，以及差异明显的环境卫生基础设施，全社会应共同携手，合力保护水资源，提高节约用水意识，改善我们所生存的环境。

　　本书主要针对《2030 年可持续发展议程》的发展目标 6（具体表述为：为所有人提供水和环境卫生并对其进行可持续管理）该目标下设 8 个子目标，本书根据其内在关联及各子目标的表述，将其划分为水资源管理、饮水安全和环境卫生三大维度，以期更清晰地把握《2030 年可持续发展议程》所要关注的领域，阐述国际和国内在三大维度上的发展现状。

　　本书的一大特色在于通过查阅世界银行、世界卫生组织、联合国粮食及农业组织、国家统计局、《中国城乡建设统计年鉴》、《中国水利统计年鉴》等最新的权威性数据，细致、全面、及时地评估了国际、国内两个视角下的三维度发展现状，基本反映了当前国际、国内发展的现状及未来发展趋势，具有很强的时效性。

　　国际评估方面，本书认为，世界范围内，全球水资源及环境卫生存在明显的地域差距，较发展中国家而言，发达国家拥有更加安全的饮用水源和更为完善的环境卫生设施。而发展中国家面临着更为严重的水资源过度开采、水资源质量下降、饮用水水质不达标、环境卫生处理设备落后等问题。这些应引起国际社会的高度关注。

国内评估方面，本书在重点阐述中国水资源利用与管理、饮水安全和环境卫生发展现状的基础上，为"讲好中国故事，传播好中国声音"，提炼了中国为世界发展所做出的贡献及积累的成功经验、模式，客观分析了目前发展仍存在的问题，展望了中国实现水资源管理、保障饮水安全和解决环境卫生的未来目标，进而提出了为达到《2030 年可持续发展议程》所制定目标的政策建议。

同时，本书通过"专栏"形式添入了众多与饮水安全和环境卫生相关的常识性、科普性内容，以及国内外在饮水和环境卫生管理方面的成功案例，增强了全书的可读性，对于宣传及拓展相关领域研究具有重要作用。

Abstract

Safe water and equitable sanitation directly relate to human life and health, governments should take the responsibility of improving the status of water resources and environmental sanitation. In the face of increasing water resources, drinking pollution and outmoded sanitation infrastructure, the whole society should protect water resources hand in hand, raise awareness of water conservation and improve the living environment.

This book mainly concerned the Goal 6 (Ensure availability and sustainable management of water and sanitation for all) of *The 2030 Agenda for Sustainable Development*, which contained 8 subgoals. We divided into three dimensions, water resources management, safety drinking water and sanitation on account of inherent relationships, and it could clearly grasp the international and domestic development status.

A major feature of this book is that the authoritative data from World Bank, World Health Organization, Food and Agriculture Organization, National Bureau of Statistics, China Urban – Rural Construction Statistical Yearbook and China Water Statistical Yearbook could timely assessedthe above three dimensions, which also reflected the current situation and future development trendin the perspective of international and domestic respects.

In internationalrespect, this book consideredthat there were obvious regional differences in global water resources and sanitation. The developed countries had a more secure drinking water resource and more perfect sanitation facilities than developing countries, and what's more, the developing countries would face more challenges in excessive exploitation of water resources, increasing quality of drinking resources, backward sanitation equipment, which should arouse great concern in international community.

In domestic respect, this book summarized the successful experience and models in the utilization and management of water resources, safety drinking water and sanitation in China, objectively analyzed the existing problems, and discussed the development goals. At last, this book put forward some targeted policy recommendations referring to *The 2030 Agenda for Sustainable Development*.

Meanwhile, this book added some columns about safety drinking water and sanitation, and some successful cases were alsoinvolved in these columns, which enhanced the readability of this book, and had an important role in propagating and expanding the researches in related fields.

目 录
|C O N T E N T S|

第一章 概述 ·· 001

第一节 世界饮水与环境卫生的重要意义 ·················· 001

一 满足人类的基本需求 ···························· 001

二 实现区域发展的公平 ···························· 003

三 实现全球和谐共处 ······························ 004

第二节 世界饮水与环境卫生2030年目标的重点领域 ····· 006

一 《2030年可持续发展议程》提出的背景 ··········· 006

二 本书研究框架 ·································· 007

三 本书重点关注领域 ······························ 008

第二章 世界饮水安全与环境卫生状况评估 ·············· 012

第一节 世界水资源现状评估 ·························· 012

一 世界水资源及其利用状况 ························ 012

二 世界水资源管理中存在的问题 ···················· 025

三 影响世界水资源可持续利用的因素 ················ 030

第二节 世界饮水安全现状评估 ························ 036

一 世界饮水人口及其区域分布特点 ·················· 036

二 世界饮水安全中存在的问题 ······················ 054

三 影响世界饮水安全的主要因素 ···················· 057

第三节　世界环境卫生现状评估…………………………… 059

一　世界环境卫生状况及其特点…………………………… 059

二　世界环境卫生中存在的问题…………………………… 074

三　影响世界环境卫生的主要因素………………………… 078

第三章　中国饮水安全与环境卫生状况评估………………… 081

第一节　中国水资源利用与管理现状……………………… 081

一　中国水资源及其区域分布……………………………… 081

二　中国水资源利用现状分析……………………………… 100

三　中国水资源管理现状…………………………………… 113

第二节　中国饮水安全状况评估…………………………… 125

一　中国城市居民饮水安全状况分析……………………… 125

二　中国县城居民饮水安全状况分析……………………… 134

三　中国建制镇居民饮水安全状况分析…………………… 140

四　中国乡饮水安全状况分析……………………………… 148

五　中国农村居民饮水安全状况分析……………………… 156

第三节　中国环境卫生现状评估…………………………… 162

一　中国生活污水处理现状评估…………………………… 162

二　中国生活垃圾处理现状评估…………………………… 173

三　中国生产性垃圾处理现状评估………………………… 185

第四章　中国实现水资源管理的经验、问题及未来目标……… 190

第一节　中国实现水资源管理的经验……………………… 190

一　确立流域管理与行政区域管理相结合的管理体制…… 190

二　实行最严格的水资源管理制度………………………… 192

　　三　建设节水型社会，增强节水保护意识……………… 193

第二节　中国水资源管理中存在的问题……………… 196

　　一　水资源的管理体制不健全　……………… 196

　　二　水资源管理缺乏战略性规划　……………… 197

　　三　水资源低价利用，浪费普遍……………… 198

　　四　水资源利用方式粗放，效率较低……………… 199

第三节　中国水资源管理的未来目标……………… 200

　　一　更加严格的水资源管理制度……………… 200

　　二　更加完善的水资源管理制度……………… 202

　　三　水污染防治将成为水资源管理的重要内容………… 204

　　四　多元化水资源开发利用格局将更加稳固………… 205

　　五　节水将成为水资源管理的主旋律……………… 208

第五章　中国保障饮水安全的经验、问题及未来目标………… 210

第一节　中国实现饮水安全的经验……………… 210

　　一　政府主导的安全饮水基础设施建设……………… 210

　　二　多渠道筹措资金，保障农村居民享用安全饮水……… 212

　　三　划定饮用水水质标准，改善水质质量……………… 213

　　四　加强饮用水水源地保护，从源头确保饮水安全……… 214

　　五　强化饮水安全保护意识，加强水污染防治工作……… 216

第二节　中国解决饮水安全中存在的问题……………… 217

　　一　饮用水水质不达标……………… 218

　　二　饮用水水源受到严重污染……………… 219

　　三　生活污水随意排放……………… 220

第三节　中国饮水安全的未来目标……………… 221

一　将更加关注水源地建设，探索构建科学合理的生态补偿
　　机制······222

二　安全饮水运行机制建设更加健全······223

三　将更加强化饮用水水质监管，提高供水水质安全性······224

第六章　中国解决环境卫生的成效、问题及未来目标······226

第一节　中国实现环境卫生的成效······226

一　城市公共卫生服务功能体系基本完善······226

二　环境污染治理取得显著成效······227

三　农村环境卫生治理提高了农民生活质量······229

第二节　中国环境卫生工作中存在的问题······230

一　生活垃圾产生量越来越大、成分越来越复杂······230

二　农村环境卫生保护工作形势严峻······231

三　环境卫生基础设施严重不足······232

第三节　中国加强环境卫生工作的未来目标······233

一　逐步推行生活垃圾分类收集、分类处理······233

二　垃圾处理技术逐步向标准化、规范化、环保化发展······235

三　将实行最严格的环境监管制度······237

第七章　实现 2030 年饮水与环境卫生、水资源管理目标的政策
　　　　建议······238

第一节　中国实现水资源管理目标的政策建议······238

一　理顺水资源产权关系，修订《中华人民共和国水法》　···239

二　坚持统筹规划，科学开发和有效利用地下水资源······240

三　合理划定水资源价格，完善水资源价格定价机制······242

四　转变水资源利用方式，推进节水型社会建设………… 243

五　建立水资源管理的节水制度………………………… 245

第二节　中国实现饮水安全目标的政策建议…………… 246

一　加强农村饮水安全的顶层设计………………… 246

二　加大投入，提高农村饮水保障程度……………… 247

三　采取最严厉的措施，切实加强对农村饮水水源的
保护………………………………………………… 249

四　建立完善的农村饮用水水质监测体系…………… 250

五　建立多元投融资机制，拓宽农村饮用水工程的资金
来源………………………………………………… 250

第三节　中国实现环境卫生目标的政策建议…………… 252

一　稳步推进生活垃圾分类处理…………………… 252

二　治理和改善农村环境卫生，增强农民环境保护意识…… 254

三　加强城市环境卫生设施的建设和管理…………… 255

四　完善生活垃圾处理相关法律法规………………… 258

参考文献……………………………………………………… 260

索　引………………………………………………………… 264

第一章 概述

第一节 世界饮水与环境卫生的重要意义

一 满足人类的基本需求

人类置身于地球，生存和发展是首先要思考的问题。拥有安全的饮用水，享用清洁的环境卫生，分担共同的保护责任，理应成为各国人民期盼的生活和务必遵守的法则。加强对世界饮水安全和环境卫生的保护，是对人类生存权利的尊重，更是对人类未来发展的保障。

联合国大会早在 2010 年 7 月 28 日通过的 64/292 号协议就已经宣布，安全的清洁饮用水和卫生设施是一项人权，只有实现此项人权，才能充分享受生命权和其他人权。该协议还呼吁各国和国际组织提供财力资源，帮助提高能力和技术转让，来帮助一些国家，特别是发展中国家，向其人民提供安全、清洁可获得的价格合理的饮用水和卫生设施。人人享有安全饮用水，已经成为人类生存的基本需求，成为反映社会进步和文明的重要标志。

水是生命之源，对于人类生存与发展而言至关重要，更是工业生产必备的物质基础。但是，世界范围来看，可用于人类生活的淡水资源较为稀缺。陆地上的淡水资源只占地球水体总量的 2.53%，且大部分是分布于南、北两极地区的固体冰川。以目前人类的技术水平看，这些淡水资源很难被利用。而人类比较容易利用的淡水资源，主要是河流水、淡水湖泊水以及浅层地下水，只占全球总储水量的十万分之七。

世界卫生组织数据显示，全球 12 亿人因饮用被污染的水而患上各种疾病，患病率高达 20%。全球 80% 的疾病是由于饮用被污染的水造成的；全球 50% 的癌症与饮用水不洁有关，50% 的儿童死亡是由于饮用水被污染造成的；每年有 2500 万名五岁以下儿童死于饮用被污染的水引发的疾病；因水污染引发霍乱、痢疾和疟疾的人数超过 500 万。此外，全球有 24 亿人仍然没有使用上改善的环境卫生设施（厕所），其中包括 9.46 亿人是随地排便的。这一连串触目惊心的数据表明，人类生存的环境正在遭受严峻挑战。关注世界环境卫生的改善，就是关注人类的长久发展。

满足安全饮水是生存的前提，而生活的长久则需要环境卫生提供良好的空间。人类自从诞生之日起，就与环境的关系日益密切，人类在不断地认识自然和改造自然。但是，人类所处的环境也正在遭受自然资源枯竭和环境退化等不良影响，淡水资源短缺、废弃物排放、水体污染、环境卫生设施不完善等，使人类面临的各种挑战不断增加并日益加重。世界卫生组织资料显示，2015 年，全世界有 68% 的人能够获得改良的卫生设施，包括抽水马桶和带盖厕所；而自 1990 年以来，在全球总人口中，近 1/3 的人（21 亿人）获得了更好的环卫设施。由此可见，环境卫生的改善，对于人类生存质量的提高具有重要作用。

二　实现区域发展的公平

我们生存的地球由七大洲和四大洋构成，共有 224 个国家分散于全球各地，约 77 亿人口[①]共同享用大自然馈赠的资源。但是，受到地理位置、历史因素和社会经济发展阶段的影响，世界各国乃至各大洲均表现出发展上的不均衡。尽管世界水资源保护和环境卫生已经取得了较为明显的改善，但是，在获得改善的饮用水和卫生设施方面仍然存在显著的地理、社会文化和经济发展不平等。部分发达国家凭借雄厚的经济实力和优越的资源环境，无论是在水资源保护、安全饮用水，还是在环境卫生设施的完善等方面，均优于发展中国家。与发达国家相比，部分发展中国家由于自然条件恶劣、资金短缺、基础设施落后等制约，饮用水安全及环境卫生状况令人担忧。

水资源方面，由于全球分布不均，降雨量也存在明显差异。加强水资源保护和水资源合作势必成为今后世界发展的趋势。只有实现水资源的利益共享，互通饮水安全的技术，才能够保证区域发展的公平。环境卫生方面，卫生设施覆盖率趋势在不同地区间表现出明显差异。以南亚和撒哈拉以南非洲为例，其卫生设施覆盖率仍然分别处于 41% 和 30% 的低水平。除此之外，这种发展的不平等也表现为城乡差距明显，那些无缘享有改善的卫生设施者，绝大多数是生活在农村地区的穷人。

加强水资源管理与环境卫生设施改善的区域间交流、合作，对于改善发展相对滞后地区的人类生活将产生重要影响。承认并

---

① 数据来源：联合国人口基金会。

持续关注落后地区发展中存在的问题，才有可能逐渐改善地区间发展的不平衡，才能实现区域发展的公平，达到共赢局面。

三 实现全球和谐共处

世界是一个相互联系的统一整体，任何客体都不可能脱离其他而独自存在。当今国际社会无论在政治领域还是在经济领域，面临的挑战是相同的，只有相互配合，努力协作，才能够保证全球发展的可持续性。目前，世界各国及各组织已经签订了若干有关水资源保护和环境卫生的条约和文件，今后的主要任务是将做出的承诺转化为具体行动，这就需要从全人类、生态系统和生物圈的整体利益出发，将行动落到实处。

以水资源为例，地球上的江河湖泊并非在一个国家就流经截止，全球共有263处跨界湖泊和江河，其流域覆盖地球近半数面积。共有145个国家的领土包含国际河流流域，其中21个国家的领土全部属于国际河流流域。这就需要各国、各部门和各团体组织间积极参与，共同合作。早在公元前2500年，拉加什和乌玛就已经签署了《苏美尔城邦条约》，结束了在底格里斯河流域的水争端。随后，一大批水资源条约相继出现。据联合国粮食及农业组织统计，自公元805年以来，全世界共已签署3600余份与国际水资源相关的条约，其中大多数与航行和标界有关。2009年，世界水日的主题就确定为"共享的水、共享的机遇，重点关注跨界水域，促成跨界水域管理中的合作机会"。之后的2013年联合国大会，又将2013年确定为"国际水合作年"。由此表明，国际社会对水资源的保护已经达成共识。

专栏 1-1：世界水日 --

为了唤起公众的水资源保护意识，建立一种更为全面的水资源可持续利用的体制和相应的运行机制，1993 年 1 月 18 日，第四十七届联合国大会根据联合国环境与发展大会制定的《21 世纪行动议程》中提出的建议，通过了第 193 号决议，确定自 1993 年起，将每年的 3 月 22 日定为"世界水日"（World Day for Water，或 World Water Day），以推动对水资源进行综合性统筹规划和管理，加强水资源保护，解决日益严峻的缺水问题。

"世界水日"的宗旨是：唤起公众的节水意识，加强水资源保护。为满足人们日常生活、商业和农业对水资源的需求，联合国长期以来致力于解决因水资源需求上升而引起的全球性水危机。1977 年召开的联合国水事会议向全世界发出严重警告：水不久将成为一个深刻的社会危机，石油危机之后的下一个危机便是水。

2016 年"世界水日"的宣传主题是"水与就业"（Water and Jobs），主题旨在强调水对于创建和支撑高质量工作岗位的中心作用。

资料来源：百度百科。

同时，环境卫生也亟需世界各国通力协作，才能实现和谐共处。卫生环境恶劣和水污染关系到疾病传播，如霍乱、腹泻、痢疾、甲型肝炎和伤寒。以非洲为例，其环境卫生设施上的改善面临的挑战之一在于缺乏国家和组织机构之间的协作，角色和职责

不清晰。由此带来非洲地区环境卫生的恶劣，在撒哈拉以南非洲的农村地区，上百万人和动物共用家庭用水，又或者依赖无保护的水井，这种饮水成为病原体的滋生地；而在全世界近40%无法享有个人卫生设施的人口比例中，大多数未实现千年发展卫生目标的国家位于撒哈拉以南非洲和南亚；在全球贫困人口中，撒哈拉以南非洲地区的城市人口中有62%居住在贫民窟。此种状况需要一个综合了社会、经济和环境的制度框架来治理。通过合作，才能保证邻国间紧张局势的缓解和争端的减少，避免由此造成的损失。

第二节　世界饮水与环境卫生 2030 年目标的重点领域

一　《2030 年可持续发展议程》 提出的背景

2015 年 9 月 25 日，联合国大会第七十届会议通过了《改变我们的世界：2030 年可持续发展议程》（Transforming our world：the 2030agenda for sustainable development，以下简称《议程》）。该议程是为人类、地球与繁荣制定的行动计划。目标述及发达国家和发展中国家人民的需求，并强调不会落下任何一个人，旨在加强世界和平和增加自有。议程共包含 17 个可持续发展目标和 169 个具体目标，将促使人们在今后 15 年内，在对人类和地球至关重要的领域中采取行动。《议程》于 2016 年 1 月 1 日正式启动。

《议程》（SDG）相对于《联合国千年首脑会议制定千年发展目标》（MDG）而言，其覆盖面由 MDG 提出的只针对发展中国家的贫困，几乎不涉及发达国家，发展到 SDG 的覆盖发展中国家的发展脱贫和发达国家的可持续消费，覆盖面扩大；重点领域由 MDG 提出的 3P（针对发展中国家的发展援助，目的是减少极端贫困，改善世界最贫穷和最脆弱人群的生活，满足他们的基本需求）增加到 SDG 的 5P（强调"为了所有人""一个也不要落下"覆盖可持续发展的各个重点领域）；发展理念也逐步转变为 SDG 指出的包容性增长和可持续发展；决策方式方面，由 MDG 提出的"自上而下"，即通过联合国各成员国之间的谈判制定，非政府组织和广大民众几乎没有参与的渠道，发展到 SDG 提到的广泛参与。由此可见，相对于 MDG 而言，SDG 所覆盖的领域更宽广，所涉及的人群更普遍，目的也更加明确，发展思路更加侧重于可持续发展，对于人类社会的长久发展和资源保护具有重要意义。

就未来发展趋势而言，《议程》是世界范围内各国为积极推进可持续发展、实现人类社会的良性运行而提出的具有重要意义的章程。《议程》既是各国领导人的庄严承诺，更是普通民众的热切期盼。世界各国应该牢固树立命运共同体意识，深化全球发展伙伴关系，为积极落实该议程努力，推动人类社会的可持续发展而奋斗。

二　本书研究框架

为积极推进《议程》研究进展，中国社会科学院成立了专门的学术指导委员会，对《议程》提及的 17 个目标领域进行深入阐述，组织了一批在该领域具有权威性的专家、学者就每个目标领域的问题界定、目标设置、全球进程和中国经验给予了着重分析。旨在推进《议程》在更大范围内得到宣传，力争通过本书系的推广，加深民众对人类可持续发展的高度关注，引起高度共鸣，潜移默化地影响民众的生活和生产习惯。

本书主要针对可持续发展目标 6，《议程》对其表述为：为所有人提供水和环境卫生并对其进行可持续管理（Ensure availability and sustainable management of water and sanitation for all）。目标 6 下设 8 个子目标，根据其内在关联及各子目标的表述，本书将 8 个子目标划分为水资源管理、饮水安全和环境卫生三大维度，以期更清晰地把握《议程》所要实现的目标。诚然，目标 6 涉及范围更广，三个维度的划分并未覆盖到每一层面，但是，本书认为上述三个维度的划分是目标 6 最集中的概括。因此，本书紧紧围绕上述三大维度，从国际、国内两个视角重点阐述了其最新进展，用翔实可靠的数据作为支撑，评估了国际重点地区、重点国家和国内城市、县城、建制镇、乡、农村等视角下的三维度发展现状。

全书通过引用最新的、权威性数据，对《议程》中的目标 6 展开论述，基本反映了当前国际、国内发展的现状及发展趋势，具有很强的时效性；同时，全书以专栏形式引入了众多常识性，或国内外在饮水和环境卫生管理方面的成功经验、模式，增强了可读性及科普性，对于宣传及拓展相关领域研究具有重要作用。在此基础上，提出了中国实现水资源管理、保障饮水安全和解决环境卫生的经验、存在的问题和未来目标。最终，针对目前中国在水和环境卫生环节出现的问题，提出了为实现《议程》所制定目标的政策建议（具体研究框架如图 1 - 1 所示）。

三　本书重点关注领域

《议程》中目标 6 涉及 8 个子目标，但是这 8 个子目标在归类至水资源管理、安全饮水和环境卫生三个维度时，存在交叉，并非绝

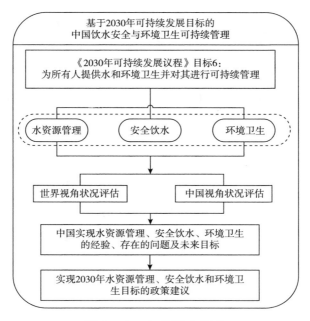

图 1 - 1　本书研究框架

对划分。因此，本书依据相关性原则，认为可将其分为以下三类。

（一）世界水资源管理 2030 年目标

水资源管理指水行政主管部门运用法律、行政、经济、技术等手段对水资源的分配、开发、利用、调度和保护进行管理，其作用是保证可持续地满足社会经济发展和改善环境对水的需求。其目的在于提高水资源的有效利用率，保护水资源的持续开发利用，充分发挥水资源工程的经济效益，在满足用水户对水量和水质要求的前提下，使水资源发挥最大的社会效益、环境效益、经济效益。而本书中所涉及的水资源管理，主要针对地区拥有的水资源状况，主要包括年降水量、可再生淡水资源总量及用水量等内容。各国在发展过程中，应加强水资源的整体规划，才能有助于促进水资源的可持续发展；反之，则会浪费水资源，破坏生态平衡。由于世界各地受到自然、地理、经济发展等各因素的影响，面临的水资源管理存在差异，因此，在未来发展中侧重的领域也不尽相同。

《2030 年可持续发展议程》的目标 6 关于水资源管理主要涉及以下三点：

（1）到 2030 年时，通过以下方式改善水质：减少污染，消除倾倒废物现象，把危险化学品和材料排放减少到最低限度，将未经处理废水比例减半，大幅增加全球废物回收和安全再利用；

（2）到 2030 年时，在各级进行水资源综合管理，包括酌情开展跨境合作；

（3）到 2030 年时，扩大向发展中国家提供的国际合作和能力建设支持，帮助它们开展与水和卫生有关的活动并制定方案，包括雨水采集、海水淡化、提高用水效率、废水处理、水回收和再利用技术。

（二）世界安全饮水 2030 年目标

人人享有安全饮水，是保护人权的重要表现。饮用健康水，也成为各国开发利用水资源的最终目标，安全饮水将有助于保障民众的身体健康。世界范围来看，发达国家安全饮水人口占比相比较发展中国家而言要高，欠发达地区、自然环境恶劣的地区人们享用安全饮水面临着严峻考验。本书阐述的安全饮水，主要从享有清洁饮用水源人口占总人口比重、用水普及率和生活用水量等指标论述。

《2030 年可持续发展议程》的目标 6 关于安全饮水主要涉及以下两点：

（1）到 2030 年时，人人都能公平获得安全和价廉的饮用水；

（2）到 2030 年时，所有行业大幅提高用水效率，确保可持续取用和供应淡水，以解决缺水问题，大幅减少缺水人数。

（三）世界环境卫生 2030 年目标

环境卫生是指城市空间环境的卫生。环境卫生主要包括城市街巷、道路、公共场所、水域等区域的环境整洁，城市垃圾、粪便等生活废弃物收集、清除、运输、中转、处理、处置、综合利用，城市环境卫生设施规划、建设等。其工作涉及地方病防治、环境保护、城乡建设、住宅建筑规划、市政工程、城市清扫和废弃物处理、市容管理、交通噪声管理、园林绿化、城乡给水和水利工程、工业废弃物排放管理、公共场所和服务行业卫生管理、个人在公共场所的卫生行为等很多方面。环境卫生与人类生产、生活息息相关，且相互影响。本书在阐述环境卫生状况时，主要侧重于公共卫生基础设施、生活垃圾处理、生活污水处理等。关注环境卫生，就是关注人类生存的可持续。

《2030 年可持续发展议程》的目标 6 关于环境卫生主要涉及以下三点：

（1）到 2030 年时，每个人都享有适当和公平的环境卫生和个人卫生，消除露天排便现象，特别注意满足妇女、女童和处境脆弱者的需求；

（2）到 2030 年，保护和恢复与水有关的生态系统，包括山地、森林、湿地、河流、地下含水层和湖泊；

（3）支持地方社区参与改进水和环境卫生的管理，并提高其参与程度。

第二章 世界饮水安全与环境卫生状况评估

第一节 世界水资源现状评估

一 世界水资源及其利用状况

（一）水资源的概念

有关水资源的概念，由于各个国家及社会组织对其内涵的界定、范围的划分不同，在对其概念的表述上也有所差异。

1988 年，联合国教科文组织（UNESCO）和世界气象组织（WMO）在《水资源评价活动——国家评价手册》中认为："作为资源的水，应当是可供利用或有可能被利用，具有足够的数量和可用质量，并可适合某地对水的需求而能长期供应的水源。"

《简明不列颠百科全书》中对水资源的定义为："世界水资源包括地球上所有的（气态、液态或固态）天然水。其中可供我们利用的为海水、河水和湖水；其他可利用的为潜水和深层地下水、冰川和永久积雪"①。

---

① 《简明不列颠百科全书》，中国大百科全书出版社，1986。

《中国大百科全书》认为："水资源是指，地表层可供人类利用的水。包括水量（质量）、水域和水能资源。一般指每年可更新的水量资源"[1]。

（二）世界水资源的分布

1. 总量分布

人类所居住的地球总面积为 5.10072 亿千米，其中陆地面积为 1.4894 亿千米，占地球总面积的 29.2%，其余 70.8% 的面积被海洋覆盖。1977 年，联合国水会议文件所提供的数据显示，地球表层的总水量为 13.86 亿立方千米，约占地球体积的 0.13%。而在这 70.8% 的海洋中，可供人类使用的淡水资源却只有 2.5%，有近 97.5% 的海洋水。淡水资源中，有 68.6% 被极地和高海拔地区的冰川和冰覆盖，另有 30.1% 为地下水，地表径流、湖泊以及其他淡水占地球淡水资源总量的 1.3%[2]。图 2-1 显示，人类比较容易利用的淡水资源主要是地表径流、湖泊水和地下水等，这些都储量较少。数据显示，全世界真正有效利用的淡水资源每年约 9000 立方千米[3]。如此少量的水能够满足地球上所有生命的需求，几乎完全依赖于地球自身的水循环系统（见图 2-2）以及大气降水的补给，使得地球上水资源的减少速度不至于太明显。

水循环是一个多环节的自然过程，全球性的水循环主要分为蒸发、大气水分输送、地表水和地下水循环以及多种形式的水量贮蓄

---

[1]　《中国大百科全书·大气科学、海洋科学、水文科学》，中国大百科全书出版社，2004。

[2]　《地球水资源总量示意图出炉》，《科技日报》2012 年 5 月 11 日。

[3]　资料来源：百度百科：世界水资源的分布。

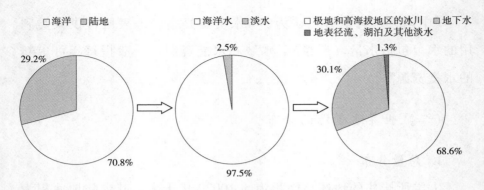

□海洋 ▨陆地　　　　　□海洋水 ▨淡水　　　□极地和高海拔地区的冰川 ▨地下水
　　　　　　　　　　　　　　　　　　　　　　　■地表径流、湖泊及其他淡水

图 2-1　世界水资源总量分布

资料来源：联合国水会议。

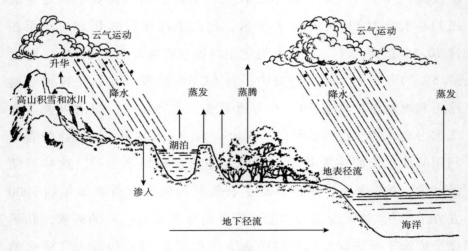

图 2-2　地球水循环系统

降水、蒸发和径流是水循环过程的三个最主要环节，三者构成的水循环途径决定了全球的水量平衡，也决定着一个地区的水资源总量。在水循环系统中，水由一种状态转化为另一种状态，从而始终贯穿于地球的整个水圈，向上伸展到大气层约 15 千米处，向下达到地壳平均 1 千米处。地球上流动循环的水量大体上是恒定的，每年降水约为 42 万立方千米，其中降落到陆地上的约 10 万立方千米，再从陆地上通过江河流入海洋的水量为 4 万 ~4.5 万立方千米[①]。

表 2 - 1 地球上水的分布[②]

水的类型	水储量 万亿立方米	占全球水总储量的比重（%）	占全球淡水资源储量的比例（%）
世界总量	1386000	100	
咸水		97.5	
海洋	1338000	96.54	
含盐地下水	12870	0.93	
咸水湖	85	0.006	
淡水总量	35029	2.5	100
内陆水域			
冰川和永久雪盖	24064	1.75	68.6
地下淡水	10530	0.76	30.10
永冻土底冰	300	0.022	0.86
湖泊水	91	0.007	0.26
土壤水	16.5	0.001	0.05
大气水	12.9	0.001	0.04
沼泽湿地水	11.5	0.001	0.03
河床水	2.12	0.0002	0.006
生物水	1.12	0.0001	0.003

资料来源：联合国粮农组织水资源数据库（FAO Aquastat Database），2011。

2. 年径流量分布

地球上的水资源，对人类最有实用意义的是陆地上每年可以更新的降水量、江河径流量和浅层地下水的淡水量。降水可以直

---

① 《中国大百科全书·环境科学》，中国大百科全书出版社，2004。
② 《2013 国外资源、能源和环境统计资料汇编》，中国统计出版社，2014。

接被人类利用，同时将作为径流和浅层地下水的重要来源。径流是大气降水形成的，通过流域内不同路径进入河流、湖泊或者海洋的水流，是引起河流、湖泊、地下水等水体水情变化的直接因素，它的形成过程是一个从降水到水流汇集于流域出口断面的过程。全球陆地年径流总量约为 47 万立方千米，其中，河川径流量约 44.5 万立方千米，冰川径流量约为 2.5 万立方千米。由于地球上各大洲所处的经、纬度及自然带不同，因此，相对应的水资源及降水量也会出现明显差异（见表 2-2）。

表 2-2　各大洲降水和径流分布

洲　名	面积 （万平方千米）	年降水		年径流		径流系数
		降水深 （毫米）	降水量 （立方千米）	径流深 （毫米）	径流量 （立方千米）	
亚洲	4317.5	741	32200	332	14410	0.45
非洲	3012.0	740	22300	151	4570	0.20
北美洲	2420.0	756	18300	339	8200	0.45
南美洲	1780.0	1596	28400	661	11760	0.41
南极洲	1398.0	165	2310	165	2310	1.00
欧洲	1050.0	790	8290	306	3210	0.39
澳大利亚	761.5	456	3470	39	300	0.09
大洋洲其他各岛屿	133.5	2704	3610	1566	2090	0.53
合　计	14902.5	798	118880	314	46850	0.39

资料来源：陈家琦、王浩：《水资源学概论》，中国水利水电出版社，1996。

就年降水量而言，降水的地区分布不均。其中，亚洲、南美洲和非洲降水量位列前三位，而澳大利亚和南极洲降水较少；但是，从年径流量来看，亚洲、南美洲和北美洲的径流量要高于其他各洲；通过径流系数可以清晰地反映出流域内自然地理要素对径流的影响，表明降水量中有多少变成了径流。该系数越大，表明降雨越不易被土壤吸收，值越大，越有可能位于湿润区，而值越小，表明可能处于干旱地区。非洲和澳大利亚的降水中较少转化为径流，特别是非洲，尽管年降水量位居前三位，但是径流系数较小，也从一个侧面反映出了非洲地区的干旱程度（见表 2 - 2）。

具体到国别的江河年径流量和人均数值来看①，表 1 - 3 中，巴西依靠繁茂的热带雨林、充沛的降水量以及亚马孙河提供的充足水源，使其成为世界上年平均径流量最丰富的国家，相当于南非的 140 倍；全国平均降水深大于 1000 毫米，而亚马孙河上游更是大于 2000 毫米。

俄罗斯位于欧洲东部的国土年平均降水深 450～800 毫米，中西伯利亚为 300～400 毫米，西西伯利亚为 400～600 毫米，远东地区为 500～1000 毫米，降水分布相对均衡，流经俄罗斯境内的叶尼塞河、鄂毕河、勒拿河、伏尔加河四条河流也给予了其充足的水源，使得俄罗斯平均年径流量仅次于巴西，位列世界第二位。

加拿大地处北温带，降水相对丰富，年平均降水深 730 毫米，年平均径流量排名第三位。由于国土面积为 998 万平方千米，位居世界第二位，而 2014 年人口仅 3554 万人，使加拿大成为地广人稀的国家，也使得加拿大人均年降水量远高于其他各国。

美国降雨呈现东多西少的分布状态，年平均降水深为 760 毫米，其中，东部地区降水量最多可达 5000 毫米以上，而西南地区降水量最少的不足 130 毫米，密西西比河、俄亥俄河、哥伦比亚河

---

① 《简明不列颠百科全书》，中国大百科全书出版社，1986。

为美国提供了较为充沛的年径流量。

印度尼西亚由 13000 多个岛屿组成，国土大部分位于赤道附近，降水十分充沛，全国年平均降水深达到 2600 毫米，年平均径流量位居世界第五位。

表 2－3　世界部分国家地区水资源状况

国　家	国土面积 （万平方千米）	多年平均降水 （毫米）	多年平均径流量 （亿立方米）
巴西	851	>1000	69500
俄罗斯	1690	—	54660
加拿大	998	730	31000
美国	937	760	29700
印度尼西亚	181	2600	28100
中国	960	650	27100
印度	297	—	20850
日本	37.7	1800	5470
澳大利亚	768	460	3430
法国	55	820	1800
英国	24.4	1100	1200
南非	122	200	500
埃及	99.5	10	589（含境外来水）

资料来源：王浩：《中国水资源与可持续发展》，科学出版社，2007。

3. 可再生淡水资源分布

水是人类生存、生活和生产活动必不可少的宝贵的自然资源，是组成地质环境系统的重要因素。但是，水不同于石油或天然气等不可再生资源，它是可再生的，在水循环中，不断地在大气和地表之间运动。但是，也并不是取之不尽、用之不竭的，可再生水资源也是有限的。

图 2 - 3 显示了世界淡水资源的分布，全球淡水资源主要分布于热带地区，特别是赤道附近的南美洲、南亚、中非的部分国家。近北极圈附近的国家淡水资源次之，北非、南非、中东、北美、澳大利亚、南美洲西部等地区的淡水资源较为缺乏，这反映出世界范围内水资源分配的地区不均衡。这种不均衡不仅体现在各大洲之间的差异，即便处于同一纬度、同一国家的水资源也存在差别，世界水资源分配的不均衡，也在一定程度上带来了水资源利益之间的博弈。

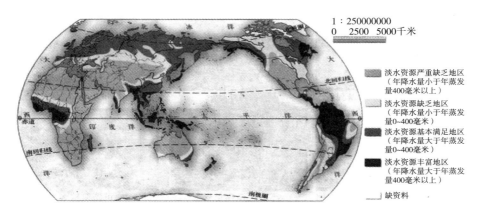

图 2 - 3 世界淡水资源分布图

资料来源：百度百科：世界水资源的分布。

按地区分布，巴西、俄罗斯、加拿大、中国、美国、印度尼西亚、印度、哥伦比亚和刚果等 9 个国家的淡水资源占了全世界淡水资源的 60%。而约占世界人口总数 40% 的 80 个国家和地区，约有15 亿人口淡水不足，其中 26 个国家约 3 亿人极度缺水。更可怕的是，预计到 2025 年，世界上将会有 30 亿人面临缺水，40 个国家和地区淡水严重不足。

目前，全世界的淡水资源仅占其总水量的 2.5%，其中 68.6% 以上被冻结在南极和北极的冰盖中，加上难以利用的高山冰川和永冻积雪，有 86% 的淡水资源难以利用。人类真正能够利用的淡水资源是江河湖泊和地下水中的一部分，仅占地球总水量的 0.26%。目前，全世界有 1/6 的人口、约 10 亿多人缺水。专家估计，到 2025 年世界缺水人口将超过 25 亿。图 2-4 反映了 2014 年世界各洲的年度淡水抽取量。该图显示，2014 年，世界淡水抽取量为 3.91 万亿立方米，其中，南亚淡水抽取量最大，为 1.02 万亿立方米，占世界总量的 26.18%，东亚与太平洋地区淡水抽取量仅次于南亚，达到 0.95 万亿立方米，而撒哈拉以南非洲则仅为 0.12 万亿立方米，占世界总量的 2.99%。

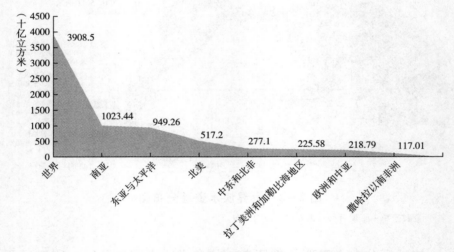

图 2-4 2014 年度各地区淡水抽取量

资料来源：世界银行 WDI 数据库。

就可再生淡水资源来讲，图 2-5 反映了 2014 年世界及各地区的可再生内陆淡水资源总量。该图显示，2014 年世界可再生内陆淡水资源总量达到 42.80 万亿立方米，其中，拉丁美洲和加勒比海地区 2014 年度可再生内陆淡水资源总量最大，达到 11.78 万亿立方米，占世界总体比重的 27.53%，中东和北非位列最后，仅为 0.23 万亿立方米，占世界总量的 0.53%。

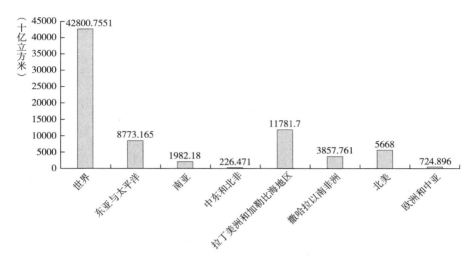

图 2 – 5　2014 年度各地区可再生内陆淡水资源总量

资料来源：世界银行 WDI 数据库。

图 2 – 6 反映了 2003 年以来世界范围内按收入划分的人均可再生淡水资源情况。该图显示，除低收入国家在 2005~2007 年间表现出上浮之外，世界总体水平、高收入国家和中等收入国家的人均可再生淡水资源均呈现略微下降趋势，特别是中等收入国家在

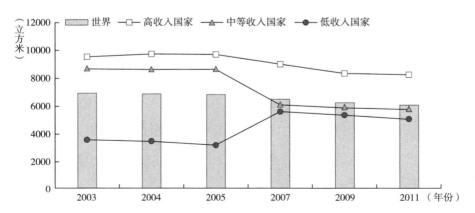

图 2 – 6　2003~2011 年按收入划分的各国人均可再生淡水资源

资料来源：世界银行 WDI 数据库。

2005 年之后表现出了明显的下滑。由此表明，水资源尤其是淡水资源的储量及可再生量需要引起世界各国的广泛关注。

图 2-7 则反映出 2002 年以来世界各洲人均可再生内陆淡水资源的总量。由图可知，从世界范围看，人均可再生内陆淡水资源呈现逐年下降趋势，这也为人类关注水循环、关注水资源敲响了警钟，淡水资源是重要的自然资源，淡水资源不足将直接影响人类和其他生物的生存与可持续发展。

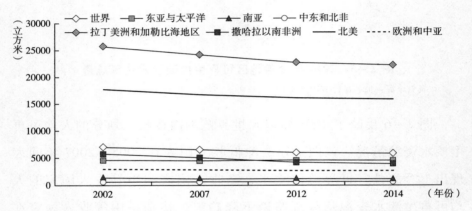

图 2-7　2002~2014 年各洲人均可再生内陆淡水资源

资料来源：世界银行 WDI 数据库。

（三）世界水资源的利用

全球水资源处于整个生态系统中的重要一环，要使生态系统平衡发展，具有可持续性，就必须达到水资源的供需平衡。《2015 年联合国世界水资源开发报告》[①] 指出，目前来看，全球水资源的

---

① 《2015 年联合国世界水资源开发报告》由世界水资源评估计划（WWAP）出版，网站：http：//www.unesco.org/water/wwap.该部分出自《世界可持续发展所需的水资源概述》，http：//www.docin.com/p-1172679364.html。

需求很大程度上受到人口增长、城市化、食物和能源安全政策，以及宏观经济进程、饮食习惯的改变和日益增长的消费的影响。到 2050 年，全球对水资源的需求量预计将增加 55%，主要由于来自制造业、热力发电，以及家庭用水需求量的增长。而世界上的水资源却是有限的，即便可通过水循环系统产生可再生淡水资源，但是，如果不加节制地利用水资源，全球将面临较为严重的水危机。

1. 分用途水资源利用

作为生产生活中最重要的资源，水扮演着十分重要的角色。图 2-8 显示了人类淡水抽取量中用于农业、工业和生活的比重，数据显示，无论是世界范围，还是按收入划分，农业用水占据了绝大部分比重，近 70% 左右。这是因为水资源是农业发展的基础资源，在农业生产中处于战略性地位，对粮食安全和农业经济发展

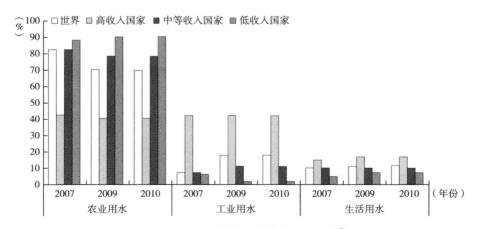

图 2-8 淡水抽取量的主要用途①

资料来源：世界银行 WDI 数据库。

———————

① 本图中高收入国家、中等收入国家和低收入国家的农业用水、工业用水、生活用水三项数据为 2010 年。

具有全局性和长远影响。《2015年联合国世界水资源开发报告》[①] 预计到2050年，农业在全球范围内将需要实现粮食增产60%，而在发展中国家，将需要超过100%，这也造成了对水资源的极大需求。

作为工业发展不可缺少的原料，水已经渗透到工业领域的各行各业。从世界各国发展经验来看，大多数国家工业化过程中用水量都经历了快速增长、缓慢增长和零增长三个阶段，水资源对于工业发展产生了重要影响。《2015年联合国世界水资源开发报告》同时预计，从2000年到2050年，全球制造业对水资源的需求将会增长400%。这一增长领先于所有部门，而增长的大部分来自新兴经济体与发展中国家。

而与人类生活密切相关的生活用水，在各类用水中占据比例相对较少。主要源于世界上河流、湖泊和地下储水层中有大约54%的淡水可供全球60亿人口使用，总储量较少，由此更加表明，水资源已经成为满足居民日常生活、维系生命健康的基本需求。

图2-8同时反映出收入水平与用水比重的关系。农业用水方面，高收入国家已经实现了由农业社会向工业社会的转化，对农业用水的需求明显低于中等收入国家和低收入国家。而大多数低收入国家的工业化程度较低，较多依赖于农业的发展，因此，农业对水资源的需求更大。而工业用水和生活用水方面，用水量则与收入呈正相关，收入水平越高，用水比重越大，反之，则越少。

2. 水力发电量

第二次工业革命由于电力的广泛应用，使人类由蒸汽时代进入

[①] 《2015年联合国世界水资源开发报告》由世界水资源评估计划（WWAP）出版，网站：http：//www.unesco.org/water/wwap.该部分出自《世界可持续发展所需的水资源概述》，http：//www.docin.com/p-1172679364.html。

电气时代，人类对于电力的需求量也有了明显提升。而水力发电主要利用河流、湖泊等位于高处具有势能的水流至低处，将其中所含势能转换成水轮机之动能，再借水轮机为原动力，推动发电机产生电能，从而实现转换。图 2－9 显示，2005 年以来，全球水力发电量呈逐年递增趋势，2014 年达到了 3867.6 千瓦时，比 2005 年的 2913.7 千瓦时增长了 32.74%，为人类生产生活提供了保障。

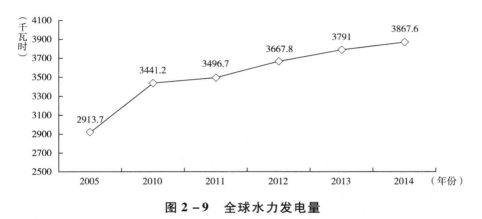

图 2－9　全球水力发电量

资料来源：《世界能源统计报告》。

就具体各洲而言，水力发电量与地区自然资源条件有密切关联，由于水力发电需要足够的流量和落差，因此，具备这种天然优势的拉丁美洲和加勒比海地区的水力发电占总发电量的接近 60%，而处于干旱地区的中东和北非，则因为水资源欠发达，导致其水力发电量占总发电量的比例最小（见图 2－10）。

二　世界水资源管理中存在的问题

人类文明的发展和历史的进步，与水之间存在着紧密关联，人类生存生活取之于水，生产活动离不开水。四大文明古国的中国、埃及、印度和美索不达米亚都是依河傍海、孕育发展的，黄河、尼

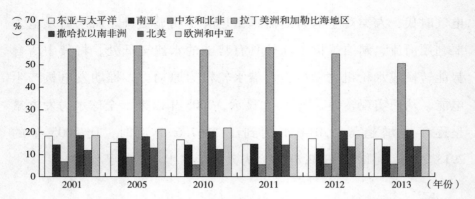

图 2 - 10   2001 ~ 2013 年各地区水力发电量占总发电电量的比例
资料来源：世界银行 WDI 数据库。

罗河、恒河、底格里斯河和幼发拉底河分别为其提供了充足的水源，为人类繁衍生息、生产生活提供了重要的资源。然而，伴随着人类生活空间的拓展及生产方式的不断完善，特别是工业革命及工业化速度的加快，城市化的大幅推进，许多国家对于水资源的争夺更加激烈。人类对于水资源的取用变得不加节制，更疏于管理，造成了水资源的过度开采，以及部分地区水体的严重污染。

早在 2011 年"世界水日"活动中，潘基文就曾警告："水资源稀缺预示着未来冲突将增加。人口增加和气候变化都会让水危机恶化。随着全球经济的增长，水资源短缺将日益严重"。2013 年他又在"世界生物多样性日"活动中指出，水资源供不应求，水质也总是达不到最低标准。在当前的趋势下，未来对水资源的需求将得不到满足。

2016 年 5 月 11 日，联合国教科文组织发布《2016 年联合国世界水发展报告》①，报告指出，自 20 世纪 80 年代以来，全球淡水

---

① 《2016 年联合国世界水发展报告》在京发布，东方网，2016 年 5 月 12 日。http：//news. eastday. com/eastday/13news/auto/news/finance/20160512/u7ai56313 63. html。

使用量以年均 1% 的速度增长，主要是满足发展中国家日益增长的需求。未来数年甚至十年间，缺水将限制经济增长，减少体面的就业机会。由此表明，水资源日益匮乏、水体污染日益严重等问题已经成为制约未来发展的重要因素，需要着重关注。

（一）水资源过度开采，世界陷入水资源危机

2012 年《世界水资源开发报告》[①] 中指出，人类正在以不可持续的速度过度地消费着自然资源，大约要 3.5 个地球才能使全球人口达到现在欧洲和北美的平均生活水平。联合国在 2015 年的年度报告中，同样也指出如果世界各国不采取任何措施，世界将陷入水资源危机，到 2030 年，全球将有 40% 的国家和地区面临干旱问题。

水资源一方面为人类生存、发展提供了重要的资源，另一方面也面临着日益减少的困境。水资源的过度开采，加上人类不加节制的浪费，必然会造成世界水资源严重短缺，联合国粮食及农业组织（FAO）认为，水短缺问题困扰着各个大洲，关乎地球上约 40% 人口的生活。世界上大约 80% 的人口生活在水安全面临高度危险地区，最严重的威胁类型影响着 34 亿人口，这些人几乎全部居住在发展中国家。同时，欧洲约有 4100 万人无法获得足够的饮用水，美国每天有 4000 多万人在引用受多种药物成分污染的水源，发展中国家约 10 亿人喝不到清洁的水。到 2050 年，18 亿人生活的国家或地区将出现绝对水短缺问题，地球上 2/3 的人可能会在用水短缺的条件下生存。国际原子能机构研究也表明，全球有

---

① 联合国教科文组织发布第四期《世界水资源发展报告》。http://www.doc88.com/p–0922027834744.html 。

23 亿人生活在用水紧张的地区，其中 17 亿人每年可用的水不足 1000 立方米。到 2025 年，这一数字甚至将上升至 35 亿。

除此之外，人类由于连续多年超量开采地下水，致使水位持续下降，也造成了地面沉降等一系列问题。全世界地下水的开采超过补给能力，受到的污染越来越多，1960～2000 年，地下水枯竭率翻了一番，每年减少约 280 立方千米。如依此速度发展，不仅将面临地下水资源减少的风险，还将带来许多环境水文地质等问题。

2015 年，世界经济论坛强调，水资源短缺问题导致的水危机，是全球第一大风险。由于全球水资源的分布具有不均衡性，各洲水资源总量和降水量也存在明显差异，特别是在亚洲、中东和北非的干旱地区更是成为危机重灾区，如果未来水资源管理不注重可持续发展的理念，不加以改善，全球或许将面临水危机的严峻挑战。

（二）水资源质量下降，水体污染成主要原因

伴随着人口增长、农业和工业活动增加、气候变化带来水循环重大改变的威胁加大，水质下降已成为一个全球关注的问题。2010 年 9 月，联合国水机制建立了水质的专题优先领域，以加强机构间合作并为各国政府应对全球水质挑战提供支持。据 1997 年由世界气象组织（WMO）提出的"水资源紧张状况划分标准"，世界上已经有约 1/3 的人口居住在中度或重度缺水状态，即水消耗量占可再生淡水供应的 10% 以上。可见，水资源质量、水体安全已经开始受到人们的广泛关注。

水质下降主要来源于水源污染的逐年增加，目前，世界范围内，水资源污染不仅表现为地下水污染、海洋污染，也出现了病原污染、营养物质污染和富营养化、持久性有毒化学物质等问题。

全球每年有大约 400 亿立方米的污染水排入江河，每立方米废水可污染 8 立方米淡水。而引起水污染的因素主要通过以下两种途径：一是工业生产向江河排放大量的未经净化处理的污水；二是农业化学物质的大量使用，也造成了水的严重污染。水质的不断下降已经严重威胁到了人类的身体健康和生命安全，也加剧了水资源的紧张状况。

由于水污染的加剧，世界上仍有超过 14 亿的儿童、妇女及男人无法获取足量而且安全的水来维持他们的基本需求。1956 年，日本熊本县水俣镇的氮肥公司因排放的废水中含有大量的汞，导致废水流入海湾后，发生生物转化，形成甲基汞，造成了严重的水俣病，这种现象在缺水本来就很严重的非洲和西亚地区更显尖锐。

（三）国际水资源冲突矛盾，跨国界水域管理有待增强

水资源是自由流动的，并非因国界的划定而停止。目前，有 148 个国家和地区的领土含有一个或多个跨国界流域，39 个国家 90% 以上的领土被一个或多个跨国界流域覆盖。所谓国际水资源冲突，是指国际水资源相关各行为主体（国家）为谋求自身利益和实现特定政策目标，或由于国际水资源利用的原因引发了矛盾，而处于一种自觉的抵制、对立和对抗状态。按照冲突烈度划分为语言象征性冲突、一般性冲突、对抗性冲突、国际水资源危机、国际水资源战争五个不同层次[1]。目前，在水资源跨国界水域存在利益冲突、分歧较大的问题，水资源冲突不断，导致地区社会发展不协调。国际水资源冲突的根源在于国家利益的不同，作为缺水

---

① 张泽：《国际水资源安全问题研究》，博士学位论文，中共中央党校，2009。

程度较重的中东地区，水资源争端和冲突时有发生，阿拉伯国家和以色列之间以及阿拉伯国家与非阿拉伯国家之间，在水资源的争夺和冲突中尤为激烈。

2013 年，世界水日的主题就界定为"国际水合作"，目的就是提高公众对于淡水重要性的认识，倡导国际社会关注水合作及其挑战。《保护与使用越境水道和国际湖泊公约》《国际水道非航行使用法公约》等具有普遍适用性的条约中，也就跨国界水域管理问题给予了明确指示：对于跨国界水域而言，增强沟通，减少冲突，才能保证水资源管理的有序进行，保证水资源的可持续利用。

综上所述，改善水资源管理制度，强化水资源保护意识，不仅是世界水资源发展现状的现实需求，更是人类社会可持续发展的必然选择。水资源管理会在很大程度上影响到包括社会稳定、经济发展、人类健康、粮食安全、环境可持续性等方面，加强水资源管理，推进世界各国协调合作是未来保护水资源的重要途径。

三　影响世界水资源可持续利用的因素

（一）全球气候变化加剧水资源的时空分布不均

气候变化将在一定程度上影响水文循环，进而影响到水资源的可以用量。联合国教科文组织（UNESCO）发布的第四期《世界水资源发展报告》[①] 数据显示，全球遭遇水威胁的人口在 2030 年之前可能达到 17 亿，在 21 世纪 30 年代初将增长到 20 亿，而 40 年代初，三角洲土地受到严重洪涝灾害的几率将有可能增长 50%。

---

① 联合国教科文组织发布第四期《世界水资源发展报告》。http：//www.doc88.com/p‐0922027834744.html 。

联合国政府间气候变化专门委员会（IPCC）在《第五次评估报告》（AR5）中指出，受到气候变暖因素的影响，可供使用的水资源在高纬度地区和部分湿润的热带地区有可能增加，但是在本已出现水资源短缺情况下的中纬度地区和干旱热带地区，受此影响将进一步加剧。

2009年8月，"斯德哥尔摩世界水周论坛"发布的《斯德哥尔摩声明》中也呼吁，将水资源列为联合国气候大会的重点关注问题。由此表明，水资源状况已经能够显示出气候变化对全球的影响程度。而气候变化是地球表层系统和日地之间相互作用的综合结果，它既受到自然因素的影响，又受到人类活动的影响，两者叠加给未来气候发展趋势的预测增加了难度和不确定性①。全球气候变化，导致了水资源循环规律出现起伏，世界范围内的降雨量出现波动，也就为水资源的可持续利用带来了困难。

（二）水资源保护意识不强烈，各国水资源管理能力存在较大差距

除自然原因的不可抗力外，人为因素是威胁世界水资源可持续发展的根本所在。长期以来，人们始终认为水资源是公共物品，并错误地认为水资源是取之不尽、用之不竭的，也就产生了错误的水资源消费观念和错误的水资源发展规划观念，带来了水资源的极大浪费，加剧了水污染程度。水资源作为社会经济发展的必要物质资料，最终目的在于服务经济发展和生活水平，如果水资源配置不合理，也必然会导致水资源的利用效率降低，浪费和消耗较大。

---

① 陈志恺：《全球气候变暖对水资源的影响》，《中国水利》2007年第8期。

　　传统水管理模式按照各部门的用水需求进行水资源分配，然而该模式忽视了生态环境的水供给。过去50年间，经济社会用水增长导致对地表水和地下水过度抽取，世界上大部分地区的取水速度超过了流域内水资源的再生速度，致使生态系统受到大范围破坏。以地下水为例，其开发速率每年增加1%～2%，2010年全世界地下水开采量超过1万亿立方米，占全球取水量的26%，而地下水补给率不足8%。

　　水资源管理的不当及不合理开发利用，导致了生态系统不断退化。在这一过程中，发展中国家水资源管理较发达国家而言，存在较大差距。1965年，美国就已经颁布了《水资源规划法》，要求以环境质量、区域发展、社会福利为目标进行水土资源综合规划；20世纪70年代，欧共体国家纷纷修改水法，建立了以流域管理为基础的水资源管理体制，并普遍建立了流域水资源综合管理机构；1987年，日本制定了国家水资源综合管理规划，强调日本的水资源管理方针是以流域作为基本的管理单位[①]。而发展中国家由于面临城市需水量不断增加的挑战，径流量和降雨量也较少，气候变化更是加剧了用水紧张状态。在许多城市，由于过分依赖地下水，且水资源的管理较为粗放，水资源更为稀缺。

专栏2-1：以色列水资源管理卓有成效 --

　　以色列政府对水资源实施严格监管。1959年颁布的《水资源法》，规定了以色列境内所有水资源均归国家所有，由国家统一调拨使用，任何单位或个人不得随意开采地下水。以

---

① 王宏、魏民、卢海凤、李云鹏、郑国臣：《国外水资源规划与管理经验及启示》，《东北水利水电》2013年第8期。

色列为此专门设立了水资源委员会，具体负责水资源定价、调拨和监管。其根据用水量和水质确定水价和供水量，城镇居民用水价比农民用水价高出许多，政府还向城镇居民另外收取污水处理费。农业生产用水量大，为鼓励农民节约用水，政府给农民用水规定了阶梯价格：在用水额度 60% 以内水价最低，用水量超过额度 80% 以上水价最高。

以色列淡水资源有限，随着人口不断增加，用水压力与日俱增。政府一方面积极支持和推广节约用水技术，一方面鼓励广开门路，增加水源。以色列建国以来，农业灌溉用水从每公顷 8000 吨下降到 5000 吨，可耕地面积却增加了近 180 万公顷。

农业用的滴灌技术是众多节水技术中的杰作。滴灌技术可以使水直接输送到农作物根部，比喷灌节水 20%，而且在坡度较大的耕地应用滴灌不会加剧水土流失。化肥制造商也千方百计开发可溶于水的产品，施肥可与滴灌同时作业。在增加水源方面，以色列加大了对污水处理和海水淡化工程的投入。以色列于 20 世纪 90 年代中期制定了增加水资源长期规划，包括兴建一座年产淡水 4 亿吨的海水淡化处理厂和年产 5 亿吨净化水的污水处理厂。以色列计划未来农业灌溉全部采用污水再处理后的循环水。

资料来源：新华网耶路撒冷，http://news.xinhuanet.com/world/2004-03/21/content_1376682.htm，2004 年 3 月 21 日。

（三）工业化和城市化进程中的用水需求不断增大

人口的快速增长和工业化、城市化的推进，在一定程度上导致了全球水危机。第一次工业革命和第二次工业革命的发展，极大地提升了世界经济水平，大批劳动人口涌入城市，加速了城市化进程，工业用水和城市生活用水大幅提高。特别是工业化发展的初级阶段，工业增长方式多以粗放式为主，资源消耗大、环境污染重，工业废水、生活废弃物等的排放，增加了水体净化能力的负担。

在部分欠发达国家，农业占据国民经济发展的重要地位。而农业生产需要大量的水资源灌溉，农业机械化的逐步实现也在一定程度上强化了农业活动对水资源的影响。图 2-11 反映出世界水资源越是匮乏的地区，农业的地位越显著，而人口却在不断增加，这就造成了水资源更为紧缺，也加剧了水资源的供求矛盾。图 2-12 则反映出经济总量较发达的国家地区的水资源耗费越大，而经济欠发达国家的水资源耗费相对较低。

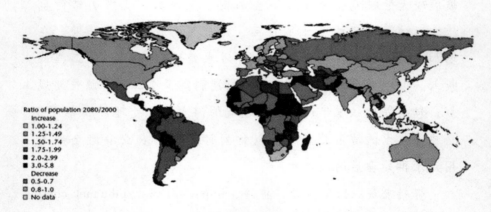

图 2-11 水资源匮乏的地区人口不断增长

资料来源：Lutz, Sanderson and Scherbov, 2008。

（四）水资源争端加剧水安全问题

水资源管理中涉及众多利益相关者，由于他们在水资源利用上通常有不同的需求、目标和战略，因而导致这些利益相关者为

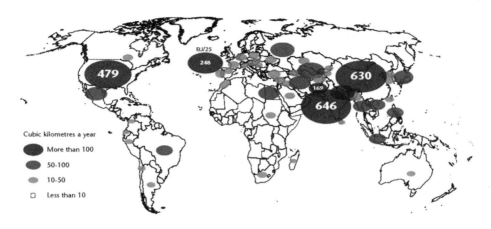

图 2 − 12　由于工业和农业发展而消耗掉的水资源分布

资料来源：FAO – AQWASTAT。

争夺水资源而产生冲突①。联合国界定当一个地区的人均水资源量跌破 1700 立方米/人为用水紧张，当人均水资源量低于 1000 立方米/人为缺水，是国际公认的警戒线。从全球范围来看，年人均淡水占有量在 600 ~ 700 立方米之间的国家有阿尔及利亚、布隆迪、坦桑尼亚、肯尼亚等国家，而以色列、突尼斯等国的年人均淡水占有量为 400 ~ 500 立方米，沙特阿拉伯、约旦、叙利亚、也门等国的年人均淡水量仅有 100 ~ 200 立方米，处于严重缺水状态。各国为争夺日益紧俏的水资源，在利益上存在冲突。

《联合国水资源发展报告》数据显示，在近 50 年时间的世界范围内，由于水资源争端问题引发的 1831 起个案中，有 507 起具有冲突性质，37 起具有暴力性质，其中有 21 起演变成为军事冲突②。由

---

① 魏守科、雷阿林、Albrecht Gnauck：《博弈论模型在解决水资源管理中利益冲突的运用》，《水利学报》2009 年第 8 期。

② 《联合国报告认为：世界面临水危机》，《中外房地产导报》2003 年第 6 期。

此可见，世界上部分国家在全球水资源分配不均衡的状态下，受到国际水域的划定界限、国际水资源的用水权、国际水资源污染的治理、国际水域航行权等因素影响，同时，各国在政治、宗教信仰、文化等方面存在差异，进而引发了国际水资源争端，其实质在于各利益国之间的"主权"存在差异，这在很大程度上造成水资源开发利用的不可持续性。

第二节　世界饮水安全现状评估

一　世界饮水人口及其区域分布特点

（一）安全饮水的概况

1. 安全饮用水的概念

水是生命之源、是民生之本。关注饮水安全，是当前人类最关心、最迫切、最现实的建设工程之一。所谓安全饮用水，是指一个人终身饮用，也不会对健康产生明显危害的饮用水。而"终身饮用"按照世界卫生组织（WHO）的定义为"以人均寿命70岁为基数，以每天每人2升饮水为计算"。除此之外，安全饮用水还包括人类日常个人卫生用水，如洗澡用水、漱口用水等。安全饮用水要达到确保流行病学安全、不引发急慢性中毒、感官性状良好和必须要经过消毒等基本要素。

水体质量（简称"水质"），标志着水体的物理（色度、浊度、臭味等）、化学（无机物和有机物的含量）和生物（细菌、微生物、浮游生物、底栖生物）等特性及其组成状况。排除人类活动的影响，水质的好坏主要取决于基岩矿物的风化、蒸发蒸腾以及由风带来的灰尘和盐分沉积的大气过程、土壤有机物和土壤营养的自然沥滤、导致径流的水文因素以及存在于可以改变水的物力和化学组成的水生环境中的生物过程。

专栏2-2：正常人一天需要饮用多少水

水的需求量主要受年龄、环境温度、身体活动等因素的影响。人体一天所排出的尿量约有1500毫升，再加上从粪便、呼吸和皮肤等途径丢失的水，总共消耗水分大约是2500毫升左右，所以，健康成年人每天需水量为2500毫升左右，其中饮水约占50%，食物中含的水为40%左右，体内代谢产生的水占10%。在温和气候条件下生活的轻体力活动的成年人每日最少饮水1200毫升。在高温或强体力劳动的条件下，应适当增加。生病时特别是发烧时也要多喝水，因为体温每升高1℃，新陈代谢就加快大约7%。

缺水时，除感到口渴外，还会出现皮肤干燥、唇裂、无力、尿少、头晕、头痛等现象，严重时还会出现发热、烦躁不安等精神症状。水分不足会导致胃肠消化、血液输送营养、体液浓度调节等的功能失常，还会引发腰酸背痛及变形性膝关节症、关节炎等疾病。过量饮用水会导致人体盐分过度流失，开始会出现头昏眼花、虚弱无力、心跳加快等症状，严重时甚至会出现痉挛、意识障碍和昏迷，即水中毒。但体内水过多或水中毒的情况正常人极少出现，一般多见于肝、肾、心功能异常的人。

资料来源：中国营养学会：《中国居民膳食指南》，西藏人民出版社，2010。

2. 五次饮水革命

在人类历史发展中，对于水资源的使用及安全饮水方式的转变共分为五个发展阶段：井水时代、自来水时代、桶装水时代、直饮水时代和电解还原水时代。

井水时代开启了人类饮水的第一次革命，人类开始打井取水用于生存和生活，逐渐摆脱了对于江河湖泊的依赖，开辟了饮水的新时代；自来水时代是为了解决 19 世纪以来由于霍乱、伤寒、瘟疫等由水中的微生物引起的各种传染病带来的水体污染，而开始使用氯气来消毒供水引发的，1902 年，比利时开始使用氯气消除水中生物污染，从而制止了瘟疫的流行，人类开始用上自来水；伴随着现代工业文明的发展，人类对于自来水的内部结构认识也逐渐深入，为减轻自来水中致癌物质和病原微生物对人体的伤害，桶装水时代来临；然而，桶装水的隐患在于内胆，细菌在内胆不断繁殖，将引发消化系统、泌尿系统等 50 多种疾病，由此带来第四次饮水革命——直饮水时代的到来；近年来，人们的生活得到了极大的改善，对于水质的要求，也不仅仅满足于安全、干净，而是开始追求更健康、更能保护生命的饮用水，于是还原水开始被人们逐渐接受，也开始了第五次饮水革命的到来。

五次饮水革命的更替，表明人类对于饮用水安全的逐渐重视，对于健康水源的渴望，每一次的交替更送，都是对水资源和饮用水的一次全新认识，更是人类对自然资源保护的一次警醒。诚然，五次饮水革命不会是人类饮水的终结，饮水革命还会被一次次的高技术所代替，而人类的饮水安全也将更加得到保障。

专栏 2 - 3：市场中花样繁多的 "水" ·································

伴随着公众安全饮水意识的增强，对水的质量认识不断增强，市场中也出现了多种多样的 "水"，那么，这些 "水" 有何区别？

纯净水：经多重过滤去除了各种微生物、杂质和有益的矿物质，突出的是饮用的安全性，它是一种软水，许多人认为它不够营养，长期饮用不利健康，可是这种观点未被证实。

矿泉水：是种自然资源，由地层深处开采出来，含有丰富的稀有矿物质，略呈碱性，应该更有利于健康，但是不排除有机物污染的可能。

矿物质水：在纯净水中按照人体浓度比例添加矿物质浓缩液配制而成的人工矿泉水，标志着饮用水科技的新高度。

资料来源：百度百科：喝水，http：//baike. baidu. com/link？url = - 28RF6XV4xRGqyH7N0JXMfGEm3Fg56JSTuDeKi8abn-Ku07zjjAoJRKv580Q3pqPxW2M1TaEWO2InW42ovpU5WK，2016 年 8 月 16 日。

·································

3. 世界安全饮水现状

（1）世界饮水安全的变化。

人人享有安全饮用水，既是人类生存的基本需求，也是反映地区社会进步和文明的重要标志。2010 年 7 月 28 日，联合国大会就已经宣布，安全的清洁饮用水和卫生设施是一项人权，只有实现此项人权，才能充分享受生命权和其他人权。《2030 年可持续发展议程》也明确指出其中的愿景之一在于："我们要创建一个我们对享有安全饮用水和环境卫生的人权的承诺和卫生状况得到改善的世界"。意在表明，水，特别是饮用水的安全将关系到人类的长期发展，关系到资源的可持续利用。由于人体内的一些生理和生化活动（营养物质输送、新陈代谢等）都需要在水的参与下完成，因此，关注饮水安全显得尤为关键，饮用水质量已然成为全世界发展中国家和发达国家人类健康的最关切的问题之一。

表 2 - 4　1990 年和 2015 年世界饮水安全变化

指　标	1990 年	2015 年
使用改良饮用水源人口比重（%）	76	91
无法获取改良饮用水源人口数（亿人）	13	6.63
使用地表水人口数（亿人）	3.46	1.59
改良饮用水获取率超过 90% 的国家（个）	87	139
改良饮用水获取率低于 50% 的国家（个）	23	3

资料来源：世界卫生组织（WHO）。

从表 2 - 4 可以看出，人类使用改良饮用水源的比重由 1990 年的 76% 上升到了 2015 年的 91%，提高了 15 个百分点，也提前完成了"全球千年发展目标"中"饮用水到 2015 年达到 88% 的人口能够获得改良饮用水源"的目标。1990 年以来，全球已经有 26 亿人获得了改良水源，共 66 亿人口能够获得改良饮用水源；而无法获取改良引用水源的人口数也从 1990 年的 13 亿人降低到 2015 年的 6.63 亿人，降幅 96.08%，并首次降到 7 亿人以下，人类对饮用水源的治理得到了极大的提高。2016 年"世界水日"数据表明，全世界仍有 6.5 亿人无法获得安全的饮用水，占全世界人口约 1/10。而在使用地表水的人群中，也由 1990 年的 3.46 亿人降低到 2015 年的 1.59 亿，减少了一半人口。目前，改良饮用水获取率超过 90% 的国家已经达到 2015 年的 139 个，是 1990 年（87 个）的近 1.6 倍，而改良饮用水获取率低于 50% 的国家也由 1990 年的 23 个，降低到 2015 年的 3 个，成效十分显著。

《联合监测规划 2015 年报告》提供的数据显示，截至 2015 年，虽然全球最不发达国家人口的 42% 已经获得了改良饮用水源，但是仍未完成"全球千年发展目标"制定的规划①。全球无法获取改良饮用水源的人群主要分布在撒哈拉以南非洲地区和亚洲地区。其中，撒哈拉以南非洲地区有 3.19 亿人、南非地区 1.34 亿人、东亚地区 6500 万人、东南亚地区 6100 万人及其他各地区 8400 万人口。

就全球区域来看，获得改良饮用水存在较为明显的差异。联合国确定的 48 个最不发达国家的整体覆盖率最低，而东亚、南亚和东南亚的获取率分别上升了 27%、20% 和 19%，实现了千年发展目标的具体目标。而高加索和中亚、北非、大洋洲以及撒哈拉以南非洲地区未实现发展目标，与其他地区存在不小差距。

从城乡分布来看，全球城市人口的 96% 已经使用了改良饮用水源，高于农村人口（84%）12 个百分点。也就是说，如果有 10 人无法获取改良水源，那么，其中 8 人生活在农村，仅 2 人生活在城市，城乡差距也较为明显。

从性别角度来看，全球范围内，在不发达地区男女取用水的不平等依旧没有得到根本转变。撒哈拉以南非洲低收入国家的妇女和女孩每年花费 40 亿小时收集水，这相当于法国全部劳动人口一年的劳动价值。而在坦桑尼亚，一项调查发现家距水源短于 15

---

① 世界卫生组织网站，http：//www.who.int/water_ sanitation_ health/monitoring/jmp‐2015‐key‐facts/zh/，访问时间：2016 年 8 月 18 日。

分钟路程比家距水源长于一个小时或以上路程的女孩出勤率高12%。男孩的出勤率似乎远远不受与水源距离的影响。在贝宁的农村，6~14岁的女孩每天收集水平均花费一个小时，而他们的兄弟只需25分钟。如此不平等损害了女性获取安全饮用水源的权利，难以保证女性和儿童的身体健康。

（2）安全饮水与人类健康。

由于全球经济低迷和基础设施陈旧，每年有数以百万计的人口，其中大多数是儿童，死于供水不足、环境卫生和个人卫生的相关疾病。水资源缺乏、水质差和卫生设施不足也对粮食安全、生计选择和世界贫困家庭的教育机会造成负面影响。《千年发展目标：2015报告》数据显示，2015年，全球147个国家和地区实现了饮用水的具体目标，95个国家和地区实现了卫生设施的具体目标，77个国家和地区两者均已实现。关注饮水安全，实际就是在关注人类的生存与发展。世界卫生组织数据显示，全世界每年有200万人死于不安全的水、环境卫生和个人卫生，而50多个国家还在向世界卫生组织中报告霍乱疫情，已有2.6亿人死于血吸虫病。如果饮用安全用水，每年可以防止140万儿童死于腹泻病、50万人死于疟疾、86万儿童死于营养不良，约500万人可免于因淋巴丝虫病而严重致残、500万人可免于因沙眼致残等。因此，安全供水、清洁饮水对人类、对全球至关重要。图2-13数据显示，每年非洲有100万人因为饮用了污染水而死于腹泻，而南亚位于第二位，也有73万余人死于因饮用污染水而导致的腹泻，即便是在欧洲和中亚，以及高收入国家每年也有34000人和12000人因此失去生命。世界卫生组织数据也表明，全球平均每天约有900名5岁以下儿童因为饮用水不清洁而引发腹泻导致死亡。

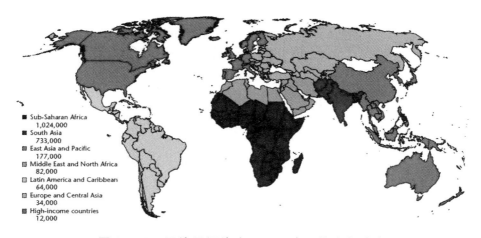

图 2 - 13　因饮用污染水而死于腹泻的人数分布

资料来源：世界卫生组织（WHO），2008。

图 2 - 14 则反映了儿童因为饮用了污染水和营养不良导致发育迟缓的全球分布，图中很明显看出，非洲和印度的大部分地区有近40%的儿童由于饮用水的不安全而对健康发展带来了影响。南非、北非和东南亚国家地区也有 30% 以上的儿童受到不同程度的危害，儿童健康受到了严重影响。

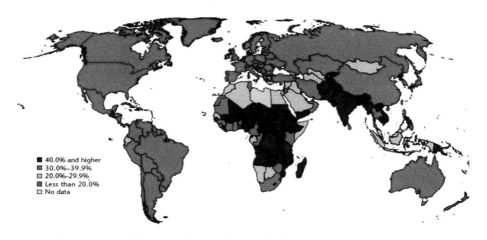

图 2 - 14　儿童由于饮用污染水和营养不良而发育迟缓的分布

资料来源：世界卫生组织（WHO），2007。

　　为了对长期以来的饮用水管理加以组织，并使之系统化，以确保操作可行性，世界卫生组织制定了"水安全计划"（WSP），该计划是水检测和监控的综合举措，它将使供水系统的各利益相关主体（供水方、用户、监督方和管理方）受益。同时，1993年1月18日，第四十七届联合国大会做出47/193号决议，根据联合国环境与发展会议通过的《二十一世纪议程》第十八章所提出的建议，确定每年的3月22日为"世界水日"。这一建议旨在推动对水资源进行综合性统筹规划和管理，加强水资源保护，解决日益严峻的缺少淡水问题，开展广泛的宣传以提高公众对开发和保护水资源的认识（见表2-5）。截至2016年，已开展了24届，本届"世界水日"的宣传主题为"水与就业"。

表2-5　历届"世界水日"主题

年份	主题（中）	主题（英）
1994	关心水资源是每个人的责任	caring for our water resources is everyone's business
1995	女性和水	women and water
1996	为干渴的城市供水	water for thirsty cities
1997	水的短缺	is there enough
1998	地下水——正在不知不觉衰减的资源	groundwater – the invisible resource
1999	我们（人类）永远生活在缺水状态之中	everyone lives downstream
2000	卫生用水	water and health – taking charge
2001	21世纪的水	water for the 21st century
2002	水与发展	water for development
2003	水——人类的未来	water for the future
2004	水与灾害	water and disasters
2005	生命之水	water for life 2005 – 2015

年份	主题（中）	主题（英）
2006	水与文化	water and culture
2007	应对水短缺	water scarcity
2008	涉水卫生	international year of sanitation
2009	跨界水——共享的水、共享的机遇	transboundraywater – the water sharing, sharing opportunities
2010	关注水质、抓住机遇、应对挑战	communicating water quality challenges and opportunities
2011	城市水资源管理	water for cities
2012	水与粮食安全	water and food security
2013	水合作	water cooperation
2014	水与能源	water and energy
2015	水与可持续发展	water and sustainable development
2016	水与就业	water and jobs

资料来源：根据网络材料整理。

（二）世界饮水安全的分布

1. 世界享有清洁饮用水源分布

伴随社会经济的发展，人类对于饮水安全的重视程度也逐渐得到提高，对于安全饮水的要求也表现十分明显。图 2 - 15 表示，从世界范围看，享有清洁饮用水源人口占总人口的比重呈上升趋势。2000 年，世界享有清洁饮用水源人口占人口比重为 82.5%，而截至 2012 年，该比重上升为 89.3%，增长了 8.24 个百分点。就收入分类而言，高收入国家和中等收入国家享有清洁饮用水源的人口比重要高于世界平均水平，特别是高收入国家要比世界平均水平多出 10 个百分点，而低收入国家则处于较低水平，比世界平

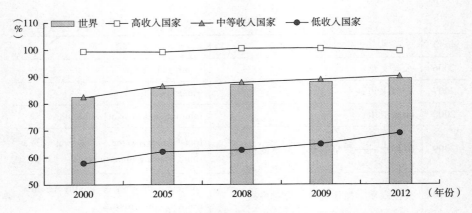

图 2 - 15　世界享有清洁饮用水源人口占总人口比重

资料来源：世界银行 WDI 数据库。

均水平低 20 个百分点左右。

图 2 - 16 反映了亚洲主要国家享有清洁饮用水源的人口比重。其中，日本享有清洁饮用水源的人口比重要高于其他国家，在 2000 年就已经达到了 100%，而蒙古国处于较低水平，截至 2012 年，该比重达到了 84.6%。中国、印度和巴基斯坦享有清洁饮用水源的人口比重相当，在 2012 年达到了 90% 左右。这主

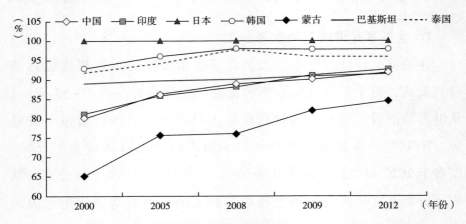

图 2 - 16　亚洲主要国家享有清洁饮用水源人口占总人口比重

资料来源：世界银行 WDI 数据库。

要源于：日本属于岛国，气候以温带和亚热带季风气候为主，夏季炎热多雨，使得日本的水资源相对丰富，加之日本经济相对发达，有能力提供清洁饮用水源；而蒙古国地处亚洲内陆，属大陆性温带草原气候，季节变化明显，降水很少，年平均降水量约120～250毫米，同时，蒙古国经济发展相对落后，因此，享有清洁饮用水源的人口比重相对较低；中国和印度则是由于人口基数大，导致总体水平落后于日本、韩国和泰国等其他国家。

　　图2－17是非洲主要国家享有清洁饮用水源的人口比重。可知，埃及享有清洁饮用水源的人口在2008年就已经达到了99%以上。由于埃及南部地区属于热带沙漠气候，因此，全年干旱少雨，气候干旱，只有尼罗河三角洲和北部沿海地区属热带地中海气候，气候相对温和。但是，尼罗河作为大自然对埃及的馈赠，特别是由尼罗河直流冲积形成的尼罗河三角洲，聚集了埃及96%的人口。埃及水源几乎全部来自尼罗河，根据尼罗河流域九国签订的协议，埃及享有河水的份额为每年555亿立方米，这就为其提供了充足的

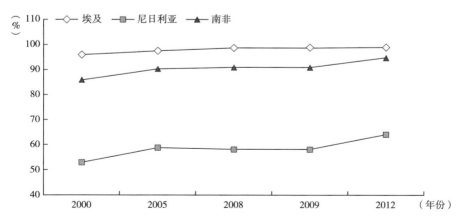

图2－17　非洲主要国家享有清洁饮用水源人口占总人口比重

资料来源：世界银行WDI数据库。

水源。南非享有清洁饮用水源的人口由 2000 年的 86% 增长到 2012 年的 95.1%，成为非洲地区享有清洁水源人口较多的国家之一。这主要在于虽然南非全境大部分处于副热带高压带，但是，东部沿海属亚热带季风气候，每年可以带来 1200 毫米的降水量，同时，境内的奥兰治河和林波波河也带来了一定的水源，加之南非是非洲第二大经济体，可以为国民提供较为安全的饮用水源。尽管尼日利亚属热带草原气候，总体高温多雨，但是，中国商务部资料显示，该国在防涝抗旱的水工程方面投资不足，逾 70% 的当地居民缺少安全饮用水。在尼南南、西北、东北等局部区域严重缺水，特别是南南地区，因壳牌石油等石油公司作业，造成了严重的水污染。

图 2−18 反映了南美洲主要国家享有清洁饮用水源人口比重。南美洲大部分地区属热带雨林气候和热带草原气候，全年温暖湿润，而亚马孙河是世界上流域面积最广、流量最大的河流，加上巴拉那河、巴拉圭河、内格罗河等，组成了南美较发达的水系，除

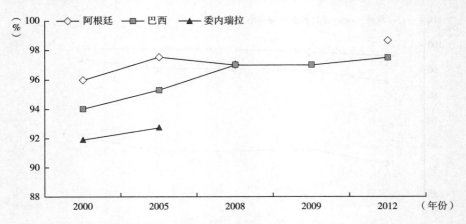

图 2−18　南美洲主要国家享有清洁饮用水源人口占总人口比重

资料来源：世界银行 WDI 数据库。

最南部外，南美洲河流终年不冻，全洲降水充沛，年降水量在1000 毫米以上的地区占全洲面积的 70% 以上。同时，南美洲水力蕴藏量估计为 46700 万千瓦，约占世界水力蕴藏量的 16.9%；已开发的水力资源为 560 万千瓦，约占世界水力资源总开发量的3.6%。如此优越的条件，使得南美洲地区享有清洁饮用水源人口所占比重相对较高。

图 2-19 反映了欧洲主要国家享有清洁饮用水源人口所占比重。由该图可知，欧洲各国的享有清洁饮用水源人口所占比重相对较高，主要国家均已达到 90% 以上，法国、德国、意大利、荷兰、西班牙和英国等国早在 2000 年就达到了 100%。这主要得益于欧洲独特的地理位置，其西隔大西洋、格陵兰海、丹麦海峡与北美洲相望，北接北极海，南隔地中海与非洲相望。气候以温带海洋性气候、地中海气候为主，提供了充足的降水，且欧洲有莱茵河、多瑙河和易北河等大河流经，使得欧洲降雨丰富，相对湿度较高，同时，早在 1999 年，欧洲三十五国就签署了一份关于水

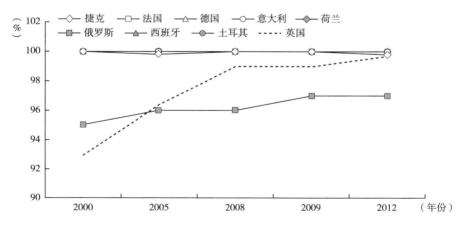

图 2-19　欧洲主要国家享有清洁饮用水源人口占总人口比重

资料来源：世界银行 WDI 数据库。

与健康的协议草案，要求签约国采取措施改善卫生状况，保护水源并贯彻执行控制与水有关的疾病暴发的监测制度，也就保证了欧洲地区整体享有清洁饮用水源人口比重也相对较高。

图 2-20 反映了大洋洲主要国家享有清洁饮用水源人口所占比重情况。由该图可知，大洋洲的澳大利亚、新西兰在 2000 年就已经达到了 100%，主要原因在于大洋洲西邻印度洋，东临太平洋，除澳大利亚的内陆地区属大陆性气候外，其余地区均属海洋性气候，大部分地区年降雨量在 3000 毫米以上（澳大利亚中部和西部沙漠地区除外），且大洋洲水力蕴藏量约为 13500 万千瓦，占世界水力总蕴藏量的 4.9%；已开发水力 280 万千瓦，占世界总开发量的 1.8%。估计年可发电 2000 亿千瓦时，约占世界可开发水力资源的 2%。充足的水源，加上大洋洲地区发达的经济，使得该地区享有清洁饮用水源的人口比重达到世界最高水平。

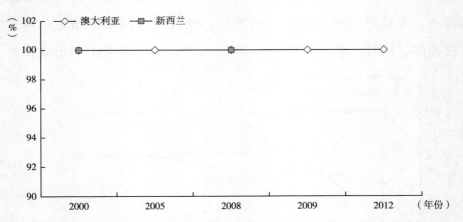

图 2-20 大洋洲主要国家享有清洁饮用水源人口占总人口比重

资料来源：世界银行 WDI 数据库。

综合以上分析，可以看到一些基本规律，水系越发达、经济发展水平越高的地区，国民享有清洁饮用水源人口占总人口的比

重相对较高，而气候干旱，水源欠充分、经济发展相对落后的国
家或地区，该比重明显下降。

2. 世界改良水源的地区分布

世界卫生组织和联合国水机制认为，"改良"饮用水源被定义
为对饮用水实施保护，使其免受外部污染（尤其是粪便污染）的
设施或导出点。这包括将自来水引入住宅、特定用地或院落；公
共水龙头或管体式水塔；管井或深狭洞；受到保护的泉水以及雨
水收集。改善的水源分布将直接影响享有清洁饮用水源人口占总
人口的比重，因此，该部分的阐述是对上述有关各国享有清洁饮
用水源人口占总人口比重的有力补充。

图 2－21 反映了世界主要地区 2006～2015 年获得改善水源的人
口所占百分比情况。由该图可知，近十年间，世界改善水源人口由
2006 年的 86.14% 上升到 2015 年的 90.97%，上涨了 4.83 个百分点。
其中，拉丁美洲和加勒比海地区、欧洲和中亚地区的改善水源状况
要优于其他地区，而撒哈拉以南非洲地区改善水源情况始终位于各
地区之后，即便到了 2015 年，该比例也仅达到 67.6%，远落后于其

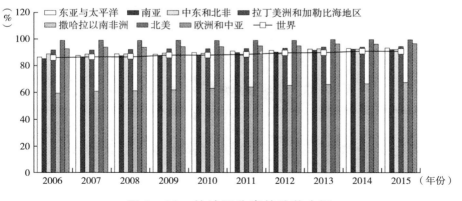

图 2－21　按地区分类的改善水源

资料来源：世界银行 WDI 数据库。

他地区。

图 2 - 22 反映了 2001 ~ 2015 年部分年份世界按地区、城乡分类改善水源的状况。由该图可知，各地区在近 15 年间的变化差异较为明显，尤其是农村地区表现出逐年递增的良好态势。就世界平均水平而言，2001 年世界农村改善水源的人口所占比重为 72.11%，而 2015 年则增长到 84.61%，上涨了 17.33%。其他地区也表现出了很明显的城乡差距，撒哈拉以南非洲、东亚与太平洋、南亚地区的农村分别上涨了 30.97%、24.28% 和 18.28%，表现比较突出。北美洲农村地区的上涨趋势缓慢，15 年间仅上涨了 2.07%。

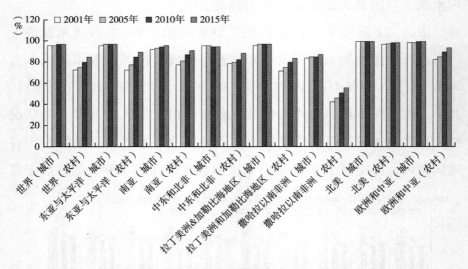

图 2 - 22　按地区、城乡分类的改善水源

资料来源：世界银行 WDI 数据库。

图 2 - 23 反映了 2006 年以来世界和按收入分类的改善水源人口占总人口比重的情况。由该图可知，中等收入国家、中高等收入国家、高收入国家的改善水源人口占总人口比重要高于世界平均水平，而中低收入国家和低收入国家由于经济欠发达，社会发

展较慢，基础设施不完善，导致该地区的水源改善相对迟缓，占比较低，这也在一定程度上反映出安全饮用水的实现，需要社会经济发展的强力支持，需要大量的社会资源和资金作为保障。

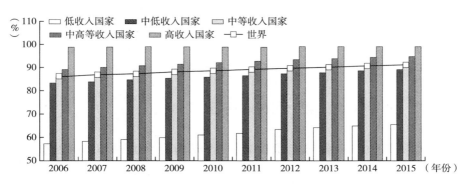

图 2-23 按收入分类的改善水源

资料来源：世界银行 WDI 数据库。

图 2-24 反映了 2001~2015 年部分年份世界按收入、城乡分类改善水源的状况。由该图可知，按收入来看，低收入国家的农村改善水源在近 15 年间上升比重最高，达到 33.3%，而高收入国

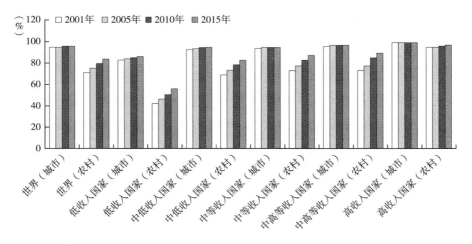

图 2-24 按收入、城乡分类的改善水源

资料来源：世界银行 WDI 数据库。

家农村地区的改善水源人口占比增长缓慢，仅为 2.7%。而世界范围看，农村较城市地区相差 1.85 个百分点，城乡差异依收入分类呈现很明显的负相关，收入水平越低，城乡差异越不显著，反之，则越明显。以 2015 年数据为例，高收入国家的城乡差距仅为 2.06%，中高等收入国家为 6.54%，中等收入国家为 7.78%，中低收入国家为 11.73%，而低收入国家则相差 30.25%。

二　世界饮水安全中存在的问题

饮水安全、环境与能源问题，已成为当今世界关注的热点和焦点，关注饮水安全，厘清世界饮水安全中存在的问题，对于针对性解决饮水安全，保障人类生存权利，促进社会经济发展具有重要意义。经过上述分析及世界饮水安全存在的现实，本书认为世界饮水安全主要存在以下几方面的问题。

（一）部分地区安全饮用水不足，水质不达标现象长期存在

尽管世界上水资源的总储量大约为 14 亿立方千米，但是只有 3500 万立方千米的淡水资源，仅占水资源总量的 2.5%，这其中人类可用淡水资源总量 20 万立方千米，占所有淡水资源总量的不到 1%。水资源短缺本来就困扰着各大洲的发展，而安全饮用水资源则更加稀缺，尤其是干旱地区和内陆少雨地区。2009 年 3 月 12 日联合国发布的《世界水资源开发报告》显示，到 2030 年，全球将有 47% 的人口居住在用水高度紧张的地区，全球约 8.84 亿人无法获得安全的饮用水。[1] 水资源

---

[1] 数据来源：人民网，2012 年 3 月 24 日。http：//news. cntv. cn/20120324/107228. shtml。

的短缺，导致了部分地区安全饮用水的不足。

同时，人类生活质量和水质息息相关，良好的水质可以使生态系统保持在健康状态，从而改善人类福祉。联合国数据显示，每年因水传播疾病死亡的儿童超过了 150 万。水质下降及人为的水资源浪费、污染，更加剧了地区安全饮水的紧张。

（二）安全饮水存在地域差异，城乡差距较明显

由于水资源在全球的分配不均衡，直接导致了安全饮水存在地域差异。欧洲、大洋洲和拉丁美洲等地区借助优越的自然资源和发达的河流水系，使本地区安全饮水成为可能，而撒哈拉以南非洲、中东等地区降雨量较少，水资源欠发达，造成了该地区安全饮水人口占比较低。

同时，安全饮水也存在一定程度上的城乡差距。城市优于农村享有更多的清洁水源，以撒哈拉以南非洲国家（涵盖该地区84% 的人口数量）的数据分析显示，无论城镇还是乡村，最贫困与最富有的五分之一人口间都有显著差别。在城镇区域最富有的1/5 人口中，超过90% 可享受到改善过的水资源，逾60% 的家庭有自来水。而在乡村，最贫困的 2/5 家庭完全享受不到自来水，且仅有不到一半的人口能够获取在某种程度上改善过的水资源。

（三）取用和用水在部分地区存在性别不平等现象

男女平等是世界各国追求的一项人权，男性和女性之间的差异和不平等也影响了个人如何应对变化中的水资源管理。了解性别角色、关系和不平等可以帮助研究者了解人们做出的选择和他

们不同的选项。早在 1977 年的马德普拉塔的联合国水事会议和 1992 年的都柏林水与环境问题国际会议中，就已经明确了妇女在水供应、管理和维护中的核心作用。1995 年，世界水日的主题定为"女性和水"（women and water），更是突出了女性在水资源管理和应用中的地位。

然而，在非洲一些国家仍然存在着取水和用水上的性别不平等。这种用水权利上的不平衡，也导致了男女在其他方面享受权利遭到不公平的待遇，取水和用水权利得不到保护，女性的社会地位也就自然处于不利地位。

（四）饮用水源受到严重污染，安全饮水遭到威胁

安全饮用水的最大威胁来自饮用水源的污染，水污染造成了水质的下降，也带来了生态系统的不平衡。目前，主要的水污染包括微生物、营养物质、重金属、有机化学品、石油和沉淀物。除此之外，海洋垃圾、营养物质污染和富营养化、持久性有毒化学物质也造成了水资源的严重污染，这将严重影响人类取用饮水资源的减少，甚至危机。

全球每天都会有 200 万吨污水和其他废水排入世界各个水域，发展中国家所面临的问题更加严重，其中 90% 以上未经处理的污水和 70% 未经处理的工业废物都排入了地表水中。而地下水中的硝酸盐会导致富营养化，将直接危害人类健康，被自然地质来源的砷污染的地下会已经影响了 3500 百万 ~ 7500 百万人。如此加剧的水污染，使得安全饮水遭遇到极大的威胁。

（五）部分地区资金与水资源管理机制不健全，缺乏协作

水源管理是饮用水水质预防性管理中不可缺少的组成部分，

饮用水安全最佳的管理方法是预防性管理①。加强水源管理，从源头强化对安全饮用水的监管，是对人类生命健康的有力保护。居民享有清洁水源高的地区，经济较发达，对水资源的管理机制相对健全，而在非洲，特别是撒哈拉以南非洲极度缺水的状况下，又缺乏管理水资源的机构、财政和人才支撑，更加加剧了安全饮水的隐患。

水资源管理的问题必须在地方、国家、适当的地区和国际层面上进行解决。政府、国际组织、私营部门、民间团体和学术界中所有的利益攸关方都必须参与进来，强调"水合作"。虽然发达国家和发展中国家的责任不尽相同，但是所有国家都必须尽最大努力，以实现千年发展目标。以非洲为例，其面临的一大挑战是政府机构间缺乏协作、角色及职责不清晰，政府机构缺乏负责环境问题的工作人员也为部分国家的环境可持续性拖了后腿。只有加强合作，邻国间紧张局势才能得到缓解，才能促进国家关系在更广泛的领域内合作。

三　影响世界饮水安全的主要因素

（一）气候变化及地区差异导致水安全问题日益严峻

毋庸置疑，气候变化将在一定程度上影响水资源的总量，也就间接对安全饮用水总量造成了影响。由于人类生产生活中对自然资源的索取速度加快，造成了自然生态系统出现失衡，全球气候变化愈演愈烈。进而造成发生旱灾和洪灾的频率加快，当发生旱灾时，人类只能转而饮用不安全的地表水，引发疾病；而当洪灾时，则会毁坏污水处理设施，导致霍乱和腹泻等水传播性疾病

---

① 世界卫生组织《饮用水水质准则》（2011 年）——导言。

的蔓延。2016 年，在世界水日前夕，联合国儿童基金会发布的数据显示，全球近 1.6 亿名生活在旱灾高发地区的五岁以下儿童是最弱势的群体。还有约 5 亿名五岁以下儿童生活在洪涝地区。他们大多数生活在撒哈拉以南非洲地区和亚洲地区。

同时，世界各地所处地理位置存在差异，所享受到的自然资源和水力资源也存在不同。大洋洲、拉丁美洲和欧洲等地水系发达，水资源相对充足，也为人类享受更清洁的饮用水资源提供了可能。而撒哈拉以南非洲、中东等地区所处气候降水量较少，加之境内缺少河流湖泊等径流，加重了原本就短缺的水资源，给当地居民饮用安全用水带来了严重影响。

（二）社会经济发展相对落后，安全饮水设备不完善

一个地区的社会经济发展水平，将在很大程度上决定该地区人类生产和生活的质量水平，经济越发达，人们生活水平越高，安全饮水设备越完善，对饮水安全的要求也越高。五次饮水革命的历程表明，人类对于水资源的需求，特别是对安全饮水的需求愈加强烈，人类追求健康生活的理念始终推动着安全饮水标准的提高。欧洲、北美洲和大洋洲等地区的居民能够享受到更健康的饮水资源，主要得益于高度发达的经济发展水平，能够支撑对饮用水安全的监测、提供用于改善水质的设备。相对而言，撒哈拉以南非洲等地资金短缺，安全饮水设备不完善，且当地居民对安全饮水的意识不强烈，导致该地区安全饮水的人口占总人口的比重较低，并严重威胁到了当地居民的生命安全。

（三）工农业污染加剧，影响人类饮水安全

由于工业革命的推动及城镇化进程的加快，世界工业和农业

用水量出现了急剧上升趋势，既给人类生产生活带来了便利，同时也造成了水资源的浪费和污染。据联合国工业发展组织预测，到 2050 年，工业将耗费 2 倍于现在的用水量，而工业污染很可能会增加 4 倍。可见，工业对于水质的破坏力极大。特别是 20 世纪中叶以来，工业污水、废气、废液的"无机污染"日益加剧，造成了许多化学污染事故；20 世纪 80 年代，全世界各种水体中检查出 2221 种污染物，工业化制造了水污染和土壤污染，进而使地下水水质受到影响，对人类生命安全造成极大的威胁。

农业方面，由于滥用农药、化肥等化学物质，致使其随着农田排水和雨水流入水体，造成水体面源污染严重。同时，农业废弃物（畜禽粪便、水产养殖废水、农村生活垃圾、农产品加工业废渣废液等）不仅数量繁多而且数量巨大，而绝大多数农业废弃物被随意丢弃或者排放到环境中，所造成的环境生态影响愈发突出，已经成为制约农业可持续发展的障碍且对农村饮用水安全造成极大的威胁①。

第三节　世界环境卫生现状评估

一　世界环境卫生状况及其特点

（一）整体概况

人类的生活、生产过程都与环境卫生紧密相连，世界环境卫

---

① 叶婧、郭萍、朱昌雄：《农业废弃物污染控制与村镇饮用水安全》，第四届中国城镇水务发展国际研讨会暨中国城镇供水排水协会 2009 年年会论文集，第 404~406 页。

生状况将直接影响人类的生存质量。不断改善世界环境卫生水平，对于提高人类幸福感、扩大对外宣传，以及促进社会经济有序发展具有重要意义。2010 年，联合国大会宣布将获得安全的清洁用水和卫生设施作为一项人权，并呼吁国际社会共同努力，帮助各国提供安全、清洁、可获得和可负担的饮用水和卫生设施。

世界卫生组织数据显示，1990～2015 年的 25 年间，使用改良的环境卫生设施人口比重由 54% 提高到 68%，25 年间增加了 14 个百分点；露天排便人口数也由 1990 年的 13 亿人降至 2015 年的 9.46 亿人；同时，2015 年，全球改良的环境卫生设施获取率超过 90% 的国家个数达到了 97 个，较 1990 年的 61 个增加了 36 个；而改良的环境卫生覆盖率低于 50% 的国家则由 1990 年的 54 个降低至 2015 年的 47 个（见表 2－6）。尽管世界环境卫生设施的改善程度与"联合国千年发展目标"仍有差距（全球仍有 24 亿人没有使用上改善的环境卫生设施，其中包括 9.46 亿随地排便的人；而且至少有 10% 的世界人口所消费的食品是由废水灌溉），但所取得的成效已实属不易。

表 2－6　1990 年和 2015 年世界饮水安全和卫生设施变化

指　　标	1990 年	2015 年
使用改良的环境卫生设施人口比重（%）	54	68
露天排便人口数（亿人）	13	9.46
改良的环境卫生设施获取率超过 90% 的国家（个）	61	97
改良的环境卫生设施覆盖率低于 50% 的国家（个）	54	47

资料来源：世界卫生组织（WHO）。

图 2－25 反映了世界享有卫生设施人口占总人口比重的基本情况。由该图可知，2000 年，世界享有卫生设施人口占比约为

55.6%，2012 年提高至 63.6%，增长 14.39%；而按收入分类来看，高收入国家享有卫生设施人口所占比重要远高于世界平均水平 30 多个百分点，2000 年更是以 99.5% 高于世界平均水平 43.9 个百分点；中等收入国家则与世界平均水平相差不大，基本保持在世界平均水平以下 5 个百分点左右；而低收入国家享有卫生设施的人口比重最少，低于世界平均水平 25 个百分点左右。一般而言，经济越发达，用于满足人类生存的卫生设施越完善；反之，则亟待提高。

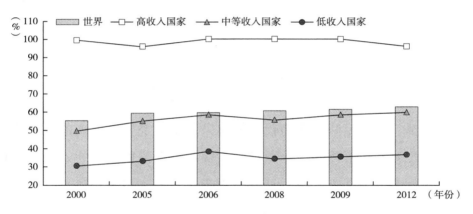

图 2-25　世界享有卫生设施人口占总人口比重

资料来源：世界银行 WDI 数据库。

图 2-26 反映了亚洲部分国家享有卫生设施人口占总人口比重的基本情况。由该图可知，日本、韩国和泰国享有卫生设施的人口所占比重最高，尤其是日本和韩国在 2000 年就已经达到了 100%，泰国也达到了 90% 以上。中国和印度由于人口基数大，属于人口大国，且处于发展中国家水平，享有卫生设施的人口比重低于其他亚洲国家，但中国整体水平高于印度。其中，2000 年，中国和印度享有卫生设施的人口占比分别为 44% 和 25%，2012 年

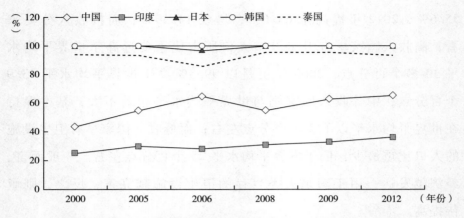

图 2 - 26　亚洲部分国家享有卫生设施人口占总人口比重

资料来源：世界银行 WDI 数据库。

分别上升为 65.3% 和 36%，涨幅为 48.41% 和 44%。

图 2 - 27 反映了非洲部分国家享有卫生设施人口占总人口比重的基本情况。由该图可知，非洲国家享有卫生设施的人口占比区分度较明显，以埃及和南非为代表的国家，享有卫生设施人口占比明显高于尼日利亚等国家。该图显示，埃及享有卫生设施的人口占比 2012 年已经达到了 95.9%，南非享有卫生设施人口占比也基本维持

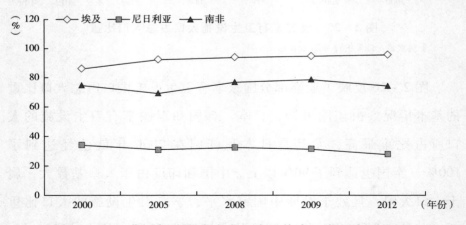

图 2 - 27　非洲部分国家享有卫生设施人口占总人口比重

资料来源：世界银行 WDI 数据库。

在 75% 左右，而尼日利亚享有卫生设施的人口占比却始终在 30% 左右徘徊。这主要因为尼日利亚的环境质量较差，世界卫生组织发布的数据显示，世界上污染最严重的城市有四个在尼日利亚。2015 年世界银行报告指出，尼日利亚 95% 的人口暴露在空气污染中，超过世界卫生组织的标准线；此外，焚烧垃圾、发电机的使用、对固体燃料的依赖成为尼日利亚空气污染的重要来源。

图 2-28 反映了北美洲部分国家享有卫生设施人口占总人口比重的基本情况。由该图可知，北美洲地区整体享有卫生设施人口所占比重较高，加拿大、美国在 2000 年就已达到 100% 的水平，墨西哥在 2012 年达到 85.3%，这主要归功于北美洲地区发达的经济作为强有力的支撑。

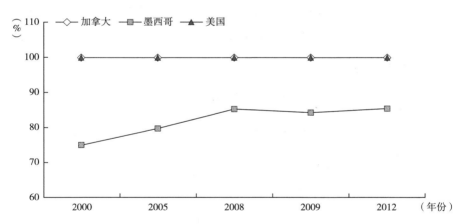

图 2-28　北美洲部分国家享有卫生设施人口占总人口比重

资料来源：世界银行 WDI 数据库。

图 2-29 反映了南美洲部分国家享有卫生设施人口占总人口比重的基本情况。由该图可知，阿根廷享有卫生设施的人口比重优于巴西，2000 年，阿根廷享有卫生设施的人口比重为 91%，而巴西仅为 74%，2012 年，两国比重分别增长到 97.2% 和 85.3%，整

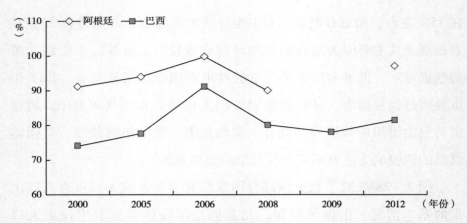

图 2 - 29　南美洲部分国家享有卫生设施人口占总人口比重

说明：阿根廷 2009 年数据缺失。

资料来源：世界银行 WDI 数据库。

体表现较优。

图 2 - 30 反映了欧洲部分国家享有卫生设施人口占总人口比重的基本情况。由该图可知，欧洲整体国民享有卫生设施的人口比重优于其他各洲，法国、德国、荷兰、西班牙和英国在 2000 年就已经达到了 100% 的发展水平，表现相对较差的土耳其在 2000 年

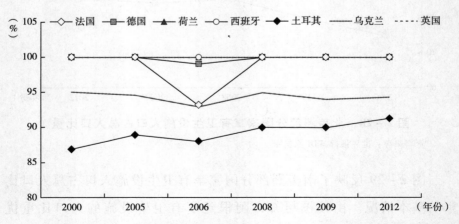

图 2 - 30　欧洲部分国家享有卫生设施人口占总人口比重

资料来源：世界银行 WDI 数据库。

的比重也已达87%，2012年超过了90%，这主要在于欧洲国家对环境卫生工作的大力支持，居民的环保意识强烈，特别是在垃圾处理技术等方面一直处于领先地位，为其他大洲各国环境保护工作提供了很好的借鉴。

专栏2-4：欧洲国家的城市垃圾管理情况

（一）城市垃圾的管理体制

欧洲各城市中，垃圾管理模式各有特点，但都有效实行政企分开，按市场经济规律办事，各司其职，协调运作，良性互动。政府职能部门负责城市垃圾管理的规划，法规的制定及监督执行、社会投资引导、环境质量监控及协调参与垃圾管理的各种利益团体的关系，确保整个管理体制的有效运作。企业在有关的法律框架内，自主经营、自负盈亏。由于责、权、利的明确，促进了各方的高效运作，最突出的表现是垃圾分类收集工作全面开展且深入扎实，广大市民能够积极配合，大大降低了垃圾处理的难度及成本，最大限度地实现了可回收利用资源的再利用。

巴黎的管理体制是政府职能部门负责城市固体垃圾管理的规划、投资研讨、技术推广、公众意识教育等，而垃圾的收集处理则交由各类专门的公司负责。这些公司在进行垃圾处理经营活动的同时接受政府职能部门的监督，包括资金管理及环境质量监控，确保其生产经营符合国家的有关法律、法规，合理使用政府提供的财政资金，真正实现改善和保护环境的目的。

（二）城市垃圾处理的税费制度

稳定的税收是城市固体垃圾管理的经济基础，是维护垃圾清理、收集、运输、处理各环节有效运作的前提。由于垃圾管理属于公用事业，投资运作首先体现为社会效益及环境效益，其次才在一定程度上体现为经济效益。对于经营垃圾处理的企业而言，投入远大于产出，因此，合理的税费补贴是企业持续运作的保障。欧洲各城市普遍制定了较完善的税费制度，直接推动了垃圾管理产业的良性循环和可持续发展。

罗马城市垃圾管理的税收制度则是基于垃圾"谁制造、谁付费"和"共同承担责任"的原则制定的。众所周知，任何一种产品，在它失去使用价值后终将成为垃圾，这个垃圾的制造源头应该是生产该产品的企业。意大利政府充分了解这一事实，强调"污染制造者付钱"，对生产企业征收相应的产品垃圾处理税。同时根据"共同承担责任"原则，产品的使用者，即每一位消费者也应承当处理责任，支付一定份额的税费。他们的责任主要体现在环境保洁过程的参与及配合。这部分税费的征收是通过物业管理机构，根据消费者住房面积予以额定征收来实现的，合理的征收渠道有效地保障了垃圾管理工作的有序开展。

（三）投资方式

欧洲国家在城市垃圾管理中不但吸收私有企业参与工作，而且是以私企为投资主体，全面负责城市垃圾的处理处置，同时独立自主地经营垃圾处理企业。

欧洲国家垃圾管理工作起步较早，配套的法规较齐全，特别是财税法令，为政府对这一领域的财税支持提供保障。同时垃圾分类收集工作扎实、有效，使垃圾的回收利用成为可能。参与垃圾管理的私人企业从中看到了较好的经济前景，这直接调动了投资者的投资积极性，可靠的利润回报促进了企业主动进行技术创新，改进设备，推动环境保护工作。企业投资运作方式各有特点，但都从政府财政中取得合理补贴和市民的共同参与，且都能自觉将环保理念同实际经营活动有机结合。

英国肯特郡 BRETT 垃圾处理公司垃圾处理厂：该处理厂是该公司一系列活动的一种自然的也是重大的扩展，并发挥着日益重要的作用。随着全球范围对垃圾处理厂的需求日益强烈，能回收、可持续的垃圾处理方式成为问题的重点。回收、卫生填埋和场地保护的设施及服务将对良好的生态环境起着关键作用。由于有完善的法制及良好的投资环境，这一理念正成为 BRETT 公司为垃圾处理的将来所确定的目标。为充分利用土地资源，BRETT 还把位于肯特郡郊区的 SHEFORD 矿场建设成了肯特郡最大的生活和工业垃圾填埋场，把退役矿场的出路及卫生填埋场的规划建设有机地结合起来，一举两得。垃圾的填埋在法律上有一系列严格的规定，并由公司和垃圾管理机构共同监督。垃圾生物分解产生的沼气现场发电并在全国的输电网上销售。垃圾填埋完后，再对垃圾场进行修复处理，以恢复整块地的特有自然景观。在 SHELFORD 矿场，大规模的植树已使该地区绿树成荫，并带来了巨大的经济效益。

资料来源：《浅谈欧洲城市垃圾管理及对我国的启示》，2016 年 6 月 15 日，新能源网，http：//www.xny365.com/news/article-43253.html。

图 2-31 反映了大洋洲的澳大利亚享有卫生设施人口所占比重的基本情况。由该图可知，澳大利亚享有卫生设施的人口比重在 2000 年已经达到了 100%。澳大利亚在环境卫生管理中，强调预防而不是起诉，强调依靠自身管理和事后监督，在加上其健全的法律法规、人们卫生和法律意识强及完善的政策管理机构（如国家环境卫生论坛、国家卫生与医疗调查委员会、国家环境保护委员会、国家职业卫生与安全委员会、澳大利亚环境卫生研究所等），保证了澳大利亚的环境卫生水平相对较好。

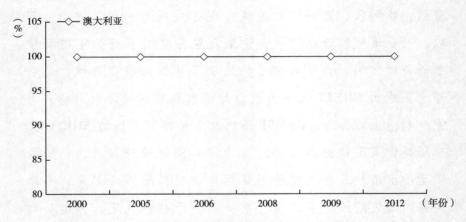

图 2-31 大洋洲部分国家享有卫生设施人口占总人口比重

资料来源：世界银行 WDI 数据库。

（二）水体污染

水是生命之源，也是人类最宝贵的财富。水体遭遇污染，人类的生命健康将受到最为直接的伤害，而且水体一旦被污染，恢复难度极大，生态系统也将遭受前所未有的破坏。所谓水体污染，主要是指人类活动排放的污染物进入水体，引起水质下降、利用价值降低或丧失的现象。水体污染源主要来自工业、生活、农田和天然污染源等①。

　　据世界卫生组织统计，目前，许多国家正面临水污染和资源危机。全世界每年超过 80% 人类活动产生的污水，约 4200 多亿立方米排入江河湖海，污染近 5.5 万亿立方米的淡水，相当于全球径流总量的 14% 以上（世界各主要国家污水产生量参照表 2 - 7），发展中国家这一问题尤为严重。而因水污染带来的对人类的危害也格外惊人，每年有 300 万 ~ 400 万人死于由水污染引发的疾病，约 12 亿人因饮用污染水而患病，1500 万名五岁以下儿童死于不洁

表 2 - 7　世界主要国家城市污水产生量

单位：十亿立方米/年

国家或地区	年份	数值	国家或地区	年份	数值
美　　国	1995	79.57	德　　国	2007	5.287
巴　　西	1996	2.57	意 大 利	2007	3.926
阿 根 廷	1997	3.53	澳大利亚	2008	2.09
智　　利	1999	1.07	法　　国	2008	3.79
马来西亚	2000	1.40	西 班 牙	2008	2.96
韩　　国	2000	5.94	葡 萄 牙	2009	0.58
新 加 坡	2000	0.47	墨 西 哥	2010	7.41
南　　非	2000	3.2	埃　　及	2011	8.5
英　　国	2002	4.019	蒙 古 国	2012	0.15
俄 罗 斯	2002	16.20	巴基斯坦	2012	4.37
日　　本	2006	14	印　　度	2012	14
加 拿 大	2006	5.40	泰　　国	2012	5.11

　　资料来源：联合国粮农组织数据库。

---

　　① 《中国大百科全书·大气科学、海洋科学、水文科学》，中国大百科全书出版社，2004。

水引发的疾病，而每年死于霍乱、痢疾和疟疾等因水污染引发的疾病的人数超过 500 万。

（三）废弃物排放

废弃物是指在生产建设、日常生活和其他社会活动中产生的，在一定时间和空间范围内基本或者完全失去使用价值，无法回收和利用的排放物。主要包括城市垃圾、工业和城市建筑工程排出的废渣及少量废水。废弃物的不当处理，将会带来水体污染、大气污染和土壤污染等。世界银行报告指出，目前，世界上的城市每年制造约 13 亿吨的生活垃圾，平均每个市民每天产生垃圾 1.2 千克，制造垃圾总量较多的是发达国家（见图 2 - 32）。其中有一半来自 OECD 国家。世界银行预测，到 2025 年，生活垃圾总量将上升至 22 亿吨，届时，每人每天产生垃圾 1.4 千克。

图 2 - 32 反映了全球垃圾分布，该图由英国《经济学人》① 杂志发布，由图中的颜色区分来看，发达国家制造垃圾最多（以美国、英国为代表），发展中国家的垃圾分布相对较低，而非洲部分国家的垃圾产生量则更少。由此表明，经济发展水平越高，产生的垃圾越多，如果不加以及时处理，很有可能带来更多的环境问题，对人类生活造成极大危害。

图 2 - 33 反映了经合组织部分国家 1995 ~ 2010 年人均城市垃圾产生量。由该图可知，美国人均城市垃圾产生量要高于 OECD 其他成员国，其中，2000 年和 2005 年人均城市垃圾产生量达到最大

---

① 数据来源：《一张世界垃圾分布地图》，访问地址：http://www.360doc.com/content/12/0609/07/535749_216978011.shtml，访问时间：2016 年 8 月 16 日。

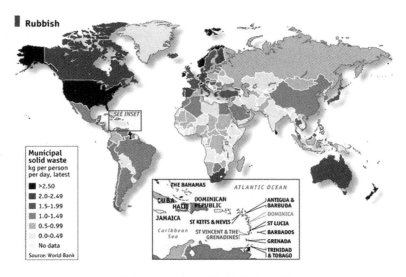

图 2 - 32　全球垃圾分布地图

资料来源：《一张世界垃圾分布地图》，访问地址：http://www.360doc.com/content/12/0609/07/535749_216978011.shtml，访问时间：2016 年 8 月 16 日。

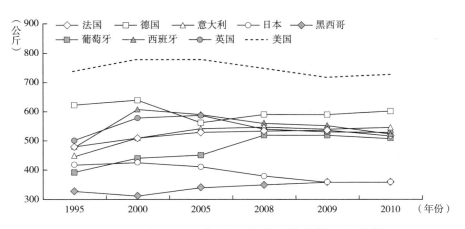

图 2 - 33　经合组织部分国家人均城市垃圾产生量

资料来源：经合组织数据库。

值，为 780 千克/人，2009 年降至 730 千克/人；而墨西哥相对其他国家而言，人均城市垃圾产生量较低，保持在 310~360 千克/人的区间。其他国家的人均城市垃圾产生量维持在 500 千克/人左右，其中，日本人均城市垃圾产生量呈现逐年递减趋势，由 1995 年的 420 千克/人降至 2010 年的 360 千克/人，降幅达 16.67%。这主要得益于日本对城市垃圾的处理效率高，对于废弃物处置具有严格规定。日本为确保社会物质资源的循环利用，构建了较为完善的循环型社会法律体系，进行"3R"（减少、再利用、循环）实践，从源头上有效减少了垃圾的生成量；与此同时，日本注重对资源的回收再利用，多项举措共同促使其人均城市垃圾产生量逐渐减少。

图 2-34 反映了欧盟部分国家废弃物产生量情况。从该图可以较明显地看出，欧盟国家废弃物产生量可划分为三个等级。一是以德国、英国和法国为代表的废弃物产生量大国，二是以意大利、波兰和西班牙等国为代表的中间力量，三是以挪威、丹麦和葡萄牙为代表的废弃物产生量小国。图 2-34 数据表明，老牌经济发达国家由于工业化开始时间较早，工业化进程持续时间长，废弃物产生量也较多，每年基本保持在 3 亿吨以上，其中德国最多。

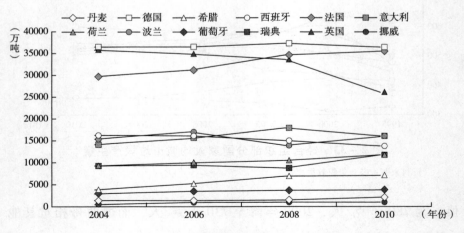

图 2-34 欧盟部分国家废弃物产生量

资料来源：欧盟统计局。

除上述废弃物污染之外，近年来塑料垃圾对海洋的污染也备受人们关注。据路透社报道，科学家根据 2010 年的数据估算，每年平均约有 800 万吨塑料垃圾从全球 192 个沿海国家和地区排入海洋。每年排放海洋塑料垃圾最多的国家是中国，据估计为 240 万吨，约占全球总量的 30%，其次是印度尼西亚、菲律宾、越南、斯里兰卡、泰国、埃及、马来西亚、尼日利亚和孟加拉国。美国是进入前 20 名的唯一发达国家，排名第 20。塑料垃圾流入海洋，不仅造成对海洋的污染，而且对海洋生物的生存造成极大的破坏，影响生态系统的平衡。

（四）公共卫生设施

本书指的公共卫生设施，侧重于对公共厕所问题的关注。《2030 年可持续发展议程》目标 6 中明确指出，到 2030 年时，每个人都享有适当和公平的环境卫生和个人卫生，消除露天排便现象，特别注意满足妇女、女童和处境脆弱者的需求。此举意在表明，露天排便仍是全球一个主要问题，需要着重解决。

世界卫生组织数据显示，2015 年，全球有 68% 的人能够获得经改良的卫生设施，包括抽水马桶和带盖厕所，较 1990 年的 54% 提高了 14 个百分点，但是，仍然比联合国千年发展目标所设定的 77% 低 9 个百分点。《在环境卫生和饮用水方面的进展：2015 年最新情况及联合国千年发展目标评估》的联合监测项目报告称，全球仍有 24 亿人没有使用上改善的环境卫生设施（厕所），约占全球总人数的 1/3，这其中包括 9.46 亿随地排便的人，如在街角排水沟、灌木丛或露天水域排便。随地排便将增加引发所在地区儿童发育迟缓或慢性营养不良的风险，对其身体造成不可逆的损伤，而这些疾病或许会影响全球 1.61 亿名儿童。

为推进公共厕所问题的解决，2013 年 7 月 24 日第六十七届联合国大会决定将每年的 11 月 19 日设立为"世界厕所日"，用以推动安全饮用水和基本卫生设施的建设，倡导人人享有清洁、舒适及卫生的环境，改善环境卫生及建立卫生习惯。世界各国也做出了极大努力，取得了较为显著的成效。2015 年，埃塞俄比亚露天排便人口比例降至 29%（2800 万人），较 1990 年的 92% 降低了 63 个百分点；印度、孟加拉国、尼泊尔和巴基斯坦也减少了 30 个百分点以上，如果按照目前的速度降低，到 2030 年消除露天排便现象将会如期实现。

二 世界环境卫生中存在的问题

（一）国家和区域之间的不平等现象依然存在

由于世界各国社会经济发展水平不同，区域间对卫生设施的改善也存在着较为显著的差异。《联合国监测规划 2015 年报告》提供的数据显示，2015 年，世界范围内无法获取环境卫生设施的人口主要生活在亚洲、撒哈拉以南非洲以及拉丁美洲和加勒比地区①。图 2 - 35 反映了 1990～2015 年按地区划分的世界各地区获得经过改善的卫生设施人口占总人口比重的情况，由该图可知，近 25 年间，世界获得经过改善的卫生设施人口占总人口的比重呈逐年缓慢递增趋势。2015 年，该比例达到 67.52%，较 1990 年的 52.90% 提高了 14.62 个百分点，年均增长 0.58%；北美地区获得改善的卫生

---

① 数据来源：世界卫生组织网站，http：//www.who.int/water_ sanitation_ health/monitoring/jmp - 2015 - key - facts/zh/，访问时间：2016 年 8 月 18 日。

设施人口比重始终居首位，均在 99% 以上；欧洲和中亚紧随其后，2015 年的比例达到 93.6%；中东和北非位列第三，2015 年已接近 90%，达到 89.68%；拉丁美洲和加勒比海地区、东亚与太平洋地区获得改善的卫生设施人口占总人口比重也超过了世界平均水平；而南亚、撒哈拉以南非洲比重略低，二者在 2015 年仅为 44.77% 和 29.69%，此种分布表明，获得改善的卫生设施人口占总人口比重与地区社会经济发展程度密切相关。

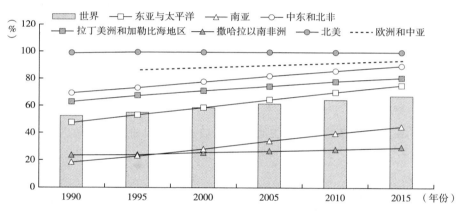

图 2－35　获得经过改善的卫生设施人口占总人口比重①（按地区分类）
说明：由于数据库缺失欧洲和中亚 1990～1995 年数据，故略去。
资料来源：联合国 WDI 数据库。

图 2－36 反映了 1990～2015 年按收入划分的世界各地区获得经过改善的卫生设施人口占总人口比重情况，由该图可知，高收入国家和中高等收入国家获得经过改善的卫生设施人口占总人口比重高于世界平均水平，而中等收入国家、中低收入国家和低收入国家的比重略低。其中，高收入国家的比重缓慢增长，中高等收入国家的比重由 1990 年的 56.51% 增加到 2015 年的 80.02%，

---

① "改善的环境卫生设施"指通过卫生措施实现人粪分离的设施（厕所）。

年均增长 0.94%；而低收入国家在 2015 年的比重仅为 28.16%，低于同期高收入国家水平（96.32%）68.16 个百分点。由此表明，收入水平决定了地区改善卫生设施的资金实力，收入高的地区能够为改善生存和生活用的卫生设施的能力高于低收入国家。

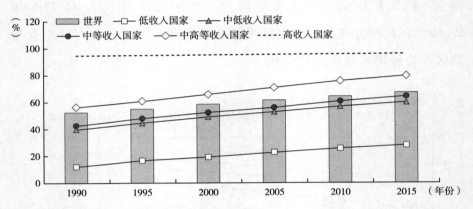

图 2-36 获得经过改善的卫生设施人口占总人口比重（按收入分类）

资料来源：联合国 WDI 数据库。

（二）城乡差距明显，农村卫生设施水平亟待提高

与获得改善的卫生设施人口占总人口比重存在地区差异相比，世界范围内该指标也表现出较为明显的城乡差距。《联合国监测规划 2015 年报告》提供的数据显示，2015 年，世界范围内使用改良的环境卫生设施的全球城市人口为 82%，而农村人口为 51%，二者相差 31 个百分点①。而 10 个无法获得改良的环境卫生设施的人中，7 个生活在农村地区；10 个仍在露天排便的人中，9 个生活在农村地区。图 2-37 很清晰地反映出该指标的城乡区别，由该图可

---

① 数据来源：世界卫生组织网站，http://www.who.int/water_sanitation_health/monitoring/jmp-2015-key-facts/zh/，访问时间：2016 年 8 月 18 日。

知，从世界水平来看，1990 年，城市获得改善的卫生设施人口占总人口的 78.76%，而此时农村地区仅为 34.16%，二者相差 44.6 个百分点，截至 2015 年，城市和农村所占比分别提高到 82.18% 和 50.32%，二者之间的差距缩小到 31.86 个百分点。就各洲来看，城乡差距较为明显的是南亚、拉丁美洲和加勒比海地区，2015 年，上述两个地区的城乡差距分别为 29.54 个百分点和 23.98 个百分点；而北美、欧洲和中亚两个地区的城乡差距最小，特别是北美地区城乡之间相差仅为 0.1 个百分点。

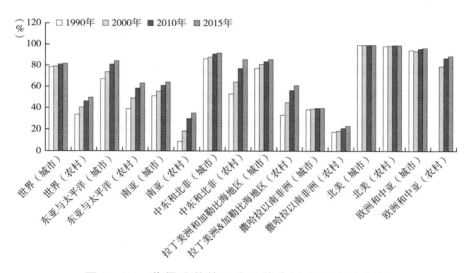

图 2-37 获得改善的卫生设施人口占总人口比重
资料来源：联合国 WDI 数据库。

（三）恶劣的环境卫生状况损害人类健康

人类在认识世界和改造世界的过程中，对自然资源的索取和利用使得人类得以生存和发展。然而，在利用自然资源的过程中也带来了许多污染，如水污染、土壤污染、废弃物污染等，世界环境卫生状况堪忧，人类健康生活遭受到不同程度的损害。

低收入国家和中等收入国家每年有超过 84.2 万人因饮用水、环境卫生和个人卫生设施的缺乏而死亡，是腹泻死亡总数的 58%。就地区问题来看，西非与中非的水资源及环境卫生状况尤为急迫。该区域五岁以下儿童的死亡率在所有发展中区域里高居首位：每 1000 名新生儿中就会有 191 人死亡。南亚随地便溺人数的比例在所有地区中最高。尽管相较于 1990 年，南亚地区随地便溺的人口已经下降了 1.1 亿人，但这一群体仍有 6.92 亿人，占该地区总人口的 41%。随地便溺人数的比例在南亚农村地区的比例最高，达 55%。而露天排便通常导致疾病和贫穷的恶性循环持续。露天排便现象存在最为广泛的几个国家在五岁以下儿童死亡人数、营养不良和贫穷以及贫富差距方面也都处在最高水平。

伴随着世界范围内不断发生的地区冲突，以及正在发生深刻变化的全球气候，人类对于自然资源的保护意识虽然在不断增强，但是仍不时出现破坏环境卫生的事件发生：伦敦烟雾事件、美国洛杉矶光化学烟雾事件、日本水俣病、切尔诺贝利核泄漏事件等，给当地居民生命健康带来了致命的打击。世界卫生组织在 2016 年发布的报告中指出，2012 年全球由于大气、水和土壤污染等引起的死亡人数预计达到 1260 万人，占全部死亡人数的 23%。由此表明，人类生存的环境正在遭受损害，如不加以保护，人类健康将受到严重威胁。

三　影响世界环境卫生的主要因素

（一）治理环境卫生资金短缺，投资力度不够

《有关水与环境卫生的联合国千年发展目标最终进展报告》指

出，世界范围内部分国家对促进人们行为改变的健康教育活动投入不足，缺乏适合贫困人口使用的低价产品以及接受甚至鼓励随地排便的社会风气依然盛行。资金短缺将直接影响城市环境卫生治理目标的实现程度，已经成为制约城市健康发展的重要障碍。

以水资源为例，由于在水资源保护方面投入不足，印度每天有 200 多万吨工业废水直接排入河流、湖泊及地下，造成地下水大面积污染，所含各项化学物质指标严重超标，其中，铅含量比废水处理较好的工业化国家高 20 倍。发展中国家和贫困国家因为投入环境卫生资金短缺，导致对污水处置不彻底，进而地下水水质遭到污染，威胁人类健康饮水的需求。资金投入短缺，势必造成污水处理、废弃物处理遇到经费瓶颈，由于无法提供先进的、处置效率高的机器设备，也就无法保证对污水处置的完善。

同时，由于环境卫生遭到破坏，对人类——特别是儿童的生命健康造成威胁。全球每天约有 5000 名儿童因下痢而死亡，几乎每 20 秒就有一名儿童死于相关疾病，而治疗相关疾病所花的费用使得部分国家难以承受，也就放弃了对此类人群的救助，造成了惨痛后果。此外，在非洲部分国家，由于资金配置不足，导致公共卫生设施配置不到位，居民随地排便到处可见，既有损个人尊严，又对环境卫生带来极大的挑战。

（二）部分地区环境卫生处理设备和技术落后

由上述数据分析事实可知，目前，世界部分地区，特别是发展中国家对环境卫生处理的需求极为迫切。许多国家正面临着严重的污水处理、废弃物处置等难题，甚至在部分国家已经成为制约经济发展的重要因素。

以污水处理设备为例，由于受经济、技术条件影响，不少城市管网老化，易发生渗漏污染等情况，给/排水基础设施十分薄弱，管网普及率较低，水处理设备老化，水处理药剂供应渠道单一，水质监测仪器不足等一系列问题都影响了污水处理的成效。非洲部分国家的环境卫生处理设备更为稀缺，对污染的处理技术较发达国家存在更大差距，这更加剧了地区环境卫生的恶化，给当地居民生活带来极大困扰。

（三）环境保护意识不强烈，工农业生产污染程度正在加剧

环境卫生保护是一个关系到人类生存和发展的重大问题，注重保护环境卫生，就是在关注人类的长期健康发展。然而，现实生活中人类破坏环境卫生的事件时有发生，对于自然资源的破坏始终未停止。这首先归因于人类的环境卫生保护意识不强烈，部分国家或地区居民的科学文化素质不高，未引起对环境卫生保护的重视。随地倾倒垃圾、随地便溺等陋习司空见惯，对自然的破坏也越来越重。

此外，持续推进的工业化和农业化进程，也在一定程度上加重了大气污染、水污染和土壤污染。工业污染主要来自工业生产过程中形成的废水、废气和固体排放物，如若不妥善处置，将超过环境自净能力的容许量，破坏生态平衡。工业生产过程排放的二氧化碳、二氧化硫、氟化物等气体排入大气，会污染空气；废水废渣则由于排入江河湖泊，会导致水质的下降，破坏水产资源和影响生活用水。而农业环境污染主要来源于过度施用化肥、农药造成的土壤污染，焚烧秸秆造成的大气污染，大量使用禽畜类粪便对水体的污染，以及温室农业生产的塑料等废弃物污染。这些污染发生范围广、持续时间长，容易导致土壤硬化，生产力下降，进而影响农业生产的整体水平。

第三章　中国饮水安全与环境卫生状况评估

第一节　中国水资源利用与管理现状

众所周知，中国是水资源短缺的国家，人均水资源量仅占世界人均水资源量的1/4，在快速工业化、城镇化进程中，如何通过技术创新、管理机制创新来提高水资源利用效率，实现水资源的可持续利用，是中国水资源管理中的一个重要问题。本部分重点分析中国水资源利用与管理的现状，以期对中国水资源状况有一个全面的认识。

一　中国水资源及其区域分布

（一）中国水资源概况

一个国家或地区的水资源禀赋既受到自然形成的存量差异制约，也受到经济发展导向的影响，前者是一个静态约束，后者则是一个动态过程。因此，各个国家或者地区的水资源禀赋就表现出静态特征和变化特征。

中国水资源总体概况可以概括为如下几个特点：一是水资源

总量丰富，但空间分布不均；二是资源性缺水、工程性缺水、水质性缺水并存；三是水多、水少、水混、水脏四种现象同在。

1. 水资源禀赋的静态特征分析

根据《2014 年中国水资源公报》提供的数据，对中国水资源禀赋从降水量、地表水资源量、地下水资源量、水资源总量四个方面进行分析。

降水量：2014 年，中国平均降水量 622.3 毫米，与常年值基本持平。

地表水资源量：2014 年，中国地表水资源量为 26263.9 亿立方米，折合年径流深 277.4 毫米，比常年值偏少 1.7%。

2014 年，从国境外流入中国境内的水量为 187.0 亿立方米，从中国流出国境的水量 5386.9 亿立方米，流入界河的水量为 1217.8 亿立方米；中国入海水量为 16329.7 亿立方米。

地下水资源量：中国矿化度小于等于 2 克/升地区的地下水资源量 7745.0 亿立方米，比常年值偏少 4.0%。其中，平原区地下水资源量 1616.5 亿立方米；山丘区浅地下水资源量 6407.8 亿立方米；平原区与山丘区之间的地下水资源重复计算量 279.3 亿立方米。

水资源总量：2014 年，中国水资源总量为 27266.9 亿立方米，比常年值偏少 1.6%。地下水与地表水资源不重复量为 1003.0 亿立方米，占地下水资源量的 12.9%（地下水资源量的 87.1% 与地表水资源量重复）。

2. 水资源禀赋的变化特征分析

（1）水资源总量变化。

中国水资源总量从 1997 年到 2014 年呈现出明显的变化态势，

从 27855 亿立方米下降到 27267 亿立方米，减少了 588 亿立方米，减少 2.11%。其间一定阶段内具有强烈的波动性，如 2007 年到 2012。特别是 1998 年，中国长江流域发生特大洪涝灾害，从而使当年的水资源量突增；同样，2010 年，长江上游、鄱阳湖水系、松花江等流域发生特大洪水，也导致了当年水资源量的增加（见图 3 - 1）。

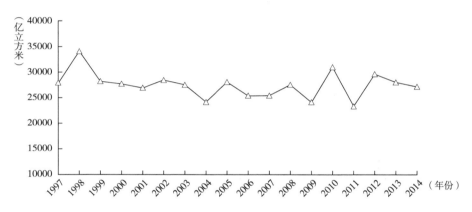

图 3 - 1　中国水资源总量的动态变化

资料来源：《中国水利统计年鉴 2015》。

1997 ~ 2014 年期间，中国平均水资源总量为 27425 亿立方米，将每年的水资源总量与此平均值相比，有 7 个年份水资源总量低于此值，特别是 2011 年，水资源总量为 23257 亿立方米，低于平均值 4169 亿立方米，减少 15.20%；其余年份水资源总量高于此值，最高的年份为 1998 年，为 34017 亿立方米，高出 6592 亿立方米，减少 24.04%。

（2）降水量变化情况。

从降水量来看，从 1997 年到 2014 年，除了发生严重洪涝灾害的 1998 年、2012 年、2014 年之外，波动性不太大，基本上比较平稳。相比于 1997 年的 58169 亿立方米，到 2014 年降雨量增加了 7681 亿立方米，增加 13.20% （见图 3 - 2）。相对于 1997 ~ 2014 年之间降水量的平均值 60115 亿立方米，降水量低于此平均值的年份有 10 个，特别是 2013 年，降水总量为 55966 亿立方米，比平均值低 4149 亿立方米，减少 6.90%；其余 8 个年份，降水总量均高于平均值，最高的年份为 1998 年，比平均值高出 7516 亿立方米，达到了 67631 亿立方米，相对增加值为 12.50%。

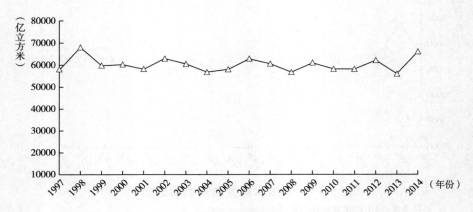

图 3 - 2　1997 ~ 2014 年中国降水总量的动态变化

资料来源：《中国水利统计年鉴 2015》。

（3）人均水资源量变化情况。

1997 ~ 2014 年间，中国人均水资源量的变化除了 1998 年、2010 等年份外，基本上呈现出递减态势；1997 ~ 2004 年期间，基本是小波动递减；2005 ~ 2011 年期间，则是波动型递减；2012 ~ 2014 年期间，直线型递减（见图 3 - 3）。

从数量变化上来看，中国人均水资源量从 1997 年的 2253 立方米，下降到 2014 年的 1999 立方米，下降了 254 立方米，降幅 11.29%。导致人均水资源量下降的原因有两个方面：一是中国水

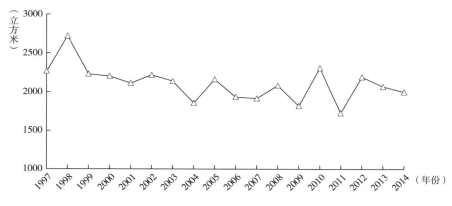

图 3 - 3　中国人均水资源量的动态变化

资料来源：《中国水利统计年鉴 2015》。

资源总量在没有大的洪涝年份的情况下，基本上没有太大变化；二是中国人口数量的连续增长，特别是在中国全面放开"两孩"政策之后，中国人均水资源量将会进一步下降。

（4）水资源总量占降水总量的比例变化情况。

从图 3 - 4 可以看出，中国水资源总量占降水总量的比例总体上呈现出下降的态势，而且期间阶段性特征较为明显，从 1997 年到 2004 年，除了 1998 年高点之外，呈现出连续下降的态势；而从

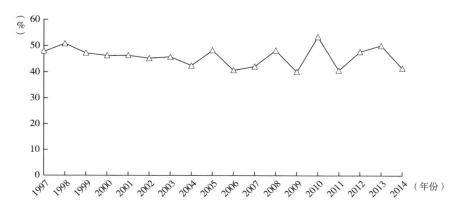

图 3 - 4　中国水资源总量占降水总量的比例变化

资料来源：《中国水利统计年鉴 2015》。

2005 年到 2014 年，则呈现出明显的剧烈波动性变化。

（二）中国水资源区域分布特点

1. 降水量的区域分布情况

2014 年，中国平均降水量 622.3 毫米，与常年值基本持平。下面从水资源分区及行政区域两个层面进行分析。

从水资源分区看，松花江区、辽河区、海河区、黄河区、淮河区、西北诸河区 6 个水资源一级区（即北方 6 区）平均降水量为 316.9 毫米，比本地区常年值偏少 3.4%；长江区（含太湖流域）、东南诸河区、珠江区、西南诸河区 4 个水资源一级区（即南方 4 区）平均降水量为 1205.3 毫米，与本地区常年值基本持平。

从区域分区来看，东部地区 11 个省（市）的平均降水量 1045.8 毫米，比本地区常年值偏少 5.4%；中部地区 8 个省的平均降水量 925.4 毫米，比本地区常年值偏多 1.1%；西部地区 12 个省（市、区）的平均降水量 501.0 毫米，与本地区常年值基本持平（见图 3 – 5）。

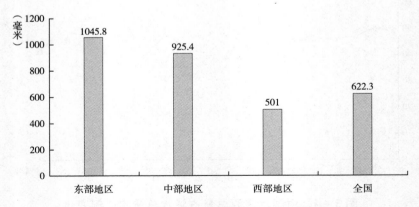

图 3 – 5 2014 年不同区域年降水量比较

资料来源：《中国水利统计年鉴 2015》。

2. 地表水资源量的区域分布情况

2014 年，中国地表水资源量为 26263.9 亿立方米，折合年径流深 277.4 毫米，比本地区常年值偏少 1.7%。

从水资源分区看，北方 6 区地表水资源量为 3810.8 亿立方米，折合年径流深 62.9 毫米，比本地区常年值偏少 13.0%；南方 4 区为 22453.1 亿立方米，折合年径流深 657.9 毫米，比常年值偏多 0.6%。

从行政分区看，东部地区地表水资源量 5022.9 亿立方米，折合年径流深 471.3 毫米，比常年值偏少 3.1%；中部地区地表水资源量 6311.6 亿立方米，折合年径流深 378.3 毫米，与常年值基本持平；西部地区地表水资源量 14929.4 亿立方米，折合年径流深 221.7 毫米，比常年值偏少 1.9%（见图 3−6）。

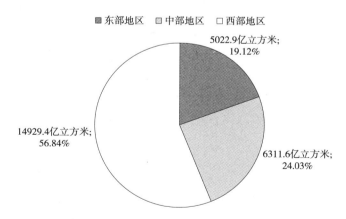

图 3−6 2014 年不同区域地表水资源量比较

资料来源：《中国水利统计年鉴 2015》。

2014 年，从国境外流入中国境内的水量 187.0 亿立方米，从中国流出国境的水量 5386.9 亿立方米，流入界河的水量 1217.8 亿立方米，中国入海水量 16329.7 亿立方米。

3. 地下水资源量的区域分布情况

中国矿化度小于等于 2 克/升地区的地下水资源量 7745.0 亿立方米，比常年值偏少 4.0%。其中，平原区地下水资源量 1616.5 亿立方米；山丘区浅地下水资源量 6407.8 亿立方米；平原区与山丘区之间的地下水资源重复计算量 279.3 亿立方米。中国北方 6 区平原浅层地下水计算面积占中国平原区面积的 91%，2014 年地下水总补给量 1370.3 亿立方米，是北方地区的重要供水水源。在北方 6 区平原地下水总补给量中，降水入渗补给量、地表水体入渗补给量、山前侧渗补给量和井灌回归补给量分别占 50.4%、35.8%、8.1% 和 5.7%。

4. 水资源总量的区域分布情况

2014 年，中国水资源总量为 27266.9 亿立方米，比常年值偏少 1.6%。地下水与地表水资源不重复量为 1003.0 亿立方米，占地下水资源量的 12.9%（地下水资源量的 87.1% 与地表水资源量重复）。

从水资源分区看，北方 6 区水资源总量 4658.5 亿立方米，比常年值偏少 11.6%，占中国水资源总量的 17.1%；南方 4 区水资源总量为 22608.4 亿立方米，比常年值偏多 0.7%，占中国水资源总量的 82.9%（见图 3-7）。

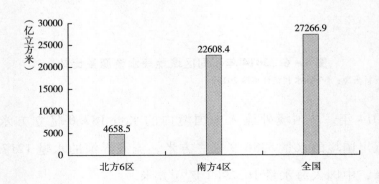

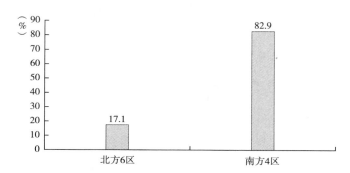

图 3 - 7　2014 年南北方主要水源区水资源总量比较

资料来源：《中国水利统计年鉴 2015》。

从水资源的区域分布看，西部地区要明显高于西部和东部地区。其中，东部地区水资源总量 5332.3 亿立方米，比常年值偏少 3.5%，占中国的 19.6%；中部地区水资源总量 6768.8 亿立方米，比常年值偏多 0.5%，占中国的 24.8%；西部地区水资源总量 15165.8 亿立方米，比常年值偏少 1.8%，占中国的 55.6%（见图 3 - 8）。

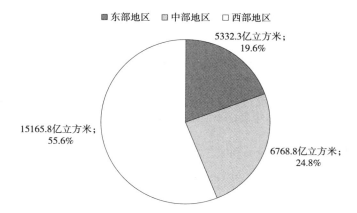

图 3 - 8　2014 年不同区域水资源总量比较

资料来源：《中国水利统计年鉴 2015》。

5. 人均水资源量的区域分布情况

我国人均水资源量呈现阶梯状分布，西部地区人均水资源量

最高，中部地区其次，东部地区人均水资源量最少。在西部地区
中又以西藏自治区人均水资源量最大，中部地区各省（市）人均
水资源量相差不大，东部地区中以北部沿海地区和黄河中下游地
区最少（见图 3-9）。

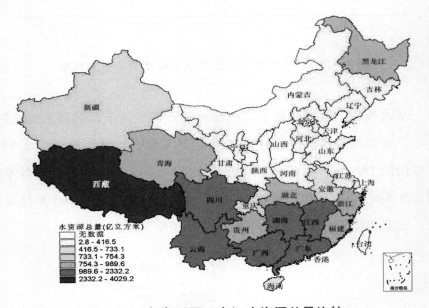

图 3-9 各省（区、市）水资源总量比较

资料来源：《中国水利统计年鉴 2015》。

1997 年到 2014 年期间，我国每年人均水资源占有量呈现
出"西部多、东部少"的现象。以 2014 年为例，西部地区人
均水资源占有量极其丰富，人均水资源占有量达到 14809 立方
米，全国人均水资源量平均为 1999 立方米，东部地区人均水
资源量仅为 1150 立方米，中部地区为 1665 立方米（见图 3-
10）。

根据 2014 年不同区域人均水资源量情况，计算出彼此之间的
差距，详见不同区域人均水资源量之间的差距矩阵（表 3-1）。

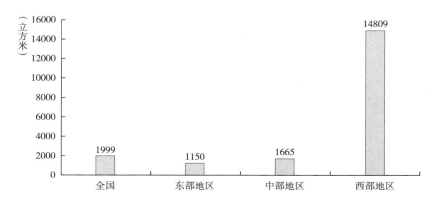

图 3 - 10 不同区域人均水资源量比较

资料来源：《中国水利统计年鉴 2015》。

表 3 - 1 不同区域人均水资源量差距矩阵

单位：立方米/人

	人均水资源量	全国	东部地区	中部地区	西部地区
全　国	1999	—	- 849	- 333	12810
东部地区	1150	849	—	515	13659
中部地区	1665	333	- 515	—	13144
西部地区	14809	- 12810	- 13659	- 13144	—

资料来源：根据《2015 中国统计年鉴》计算得到。

前面已经提到，2014 年，中国人均水资源量平均为 1999 立方米，将各省（区、市）人均水资源量与此进行比较，并按照不同区域的分布，将结果绘制成表 3 - 2。由此可见，有 16 个省（区、市）人均水资源量低于全国人均水资源量，其中，东部地区 8 个省（市），中部地区 5 个省，西部地区 3 个省（区）；其余 15 个省（区、市）人均水资源量高于全国人均水资源量，其中，东部地区 3 个省，中部地区 3 个省，西部地区 9 个省（区、市）。

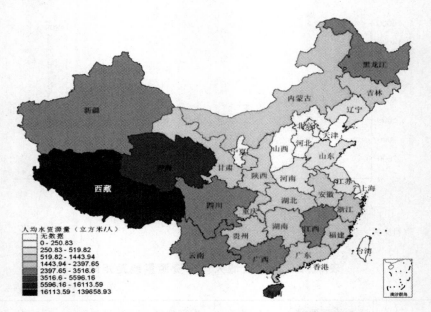

图 3 – 11 不同省（区、市）人均水资源量比较

资料来源：根据《中国统计年鉴 2015 年》计算得到。

表 3 – 2 2014 年不同省（区、市）人均水资源量情况

	东部地区（11）	中部地区（8）	西部地区（12）
低于中国平均水平（16）	天津、北京、河北、山东、上海、辽宁、江苏、广东	河南、吉林、安徽、湖北、山西	宁夏、甘肃、陕西
高于中国平均水平（15）	浙江、福建、海南	黑龙江、湖南、江西	重庆、四川、新疆、贵州、云南、广西、青海、西藏、内蒙古

资料来源：根据《2015 中国统计年鉴》整理得到。

在人均水资源量低于全国人均水资源量的 16 个省（区、市）中，有 12 个省（市）人均水资源量不足 1000 立方米，其中，天津、北京两直辖市的人均水资源量都不足 100 立方米，分别为 76.1 立方米、95.1 立方米。

联合国人口组织 1993 年提出的严重缺水国家的水资源量的标准是小于或等于 1000 立方米/人，水资源紧迫国家的标准是 1000～1667 立方米/人。对照此标准，这 16 个省（区、市）均属于水资源紧迫的区域，而人均水资源量不足 1000 立方米的 12 个省（市）则属于水资源严重短缺的区域。

在人均水资源量高于全国人均水资源量的 15 个省（区、市）中，西藏、青海人均水资源量位居第一、二位，分别为 140200 立方米、13676 立方米。众所周知，西藏、青海地处青藏高原，是我国大江、大河的发源地，是东部地区、中部地区的生态屏障，同时，这两个省区人口少，因此，人均水资源量远远高于全国平均水平。

（三）中国水资源水质概况

1. 地表水环境状况

（1）总体情况。

根据《2015 年中国环境状况公报》提供的数据，2015 年，在七大流域、浙闽片河流、西北诸河、西南诸河及太湖、滇池和巢湖的环湖河流共 423 条河流，以及太湖、滇池和巢湖等 62 个重点湖泊（水库）设置了 972 个地表水国控断面（点位），967 个断面的监测结果表明见图 3-12。

Ⅰ类水质断面（点位）占 2.8%，比 2014 年下降 0.6 个百分点；Ⅱ类占 31.4%，比 2014 年上升 1.0 个百分点；Ⅲ类占 30.3%，比 2014 年上升 1.0 个百分点；Ⅳ类占 21.1%，比 2014 年上升 0.2 个百分点；Ⅴ类占 5.6%，比 2014 年下降 1.2 个百分点；劣Ⅴ类占 8.8%，比 2014 年下降 0.4 个百分点（见表 3-3）。

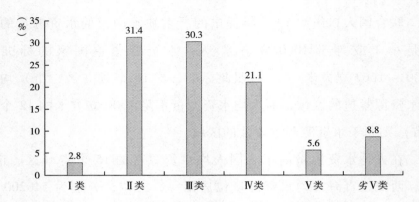

图 3 - 12   2015 年中国地表水不同水质断面所占比例

资料来源：《2015 中国环境状况公报》。

表 3 - 3   2015 年不同水质断面所占比例及变化

单位:%；百分点

水质类别	断面所占比例	相对于 2014 年的变化
Ⅰ类	2.8	-0.6
Ⅱ类	31.4	1.0
Ⅲ类	30.3	1.0
Ⅳ类	21.1	0.2
Ⅴ类	5.6	-1.2
劣Ⅴ类	8.8	-0.4

资料来源：《2015 中国环境状况公报》。

（2）流域水质情况。

2015 年，长江、黄河、珠江、松花江、淮河、海河、辽河等七大流域和浙闽片河流、西北诸河、西南诸河的 700 个国控断面中，各类水质的断面所占比例及与 2014 年的比较见表 3 - 4。其中，劣Ⅴ类水质断面主要集中在海河、淮河、辽河和黄河流域。主要污染指标为化学需氧量、五日生化需氧量和总磷。

表 3 - 4 2015 年各大流域不同水质断面所占比例及变化

单位：%；百分点

水质类别	断面所占比例	相对于 2014 年的变化
Ⅰ 类	2.7	- 0.1
Ⅱ 类	38.1	1.2
Ⅲ 类	31.3	- 0.2
Ⅳ 类	14.3	- 0.7
Ⅴ 类	4.7	- 0.1
劣 Ⅴ 类	8.9	- 0.1

资料来源：《2015 中国环境状况公报》。

各大流域的干流、支流上国控断面中不同水质断面所占比例详见表 5 - 5。

表 3 - 5 各大流域不同水质断面所占比例情况

单位：个；%

流域	国控断面数量	Ⅰ 类	Ⅱ 类	Ⅲ 类	Ⅳ 类	Ⅴ 类	劣 Ⅴ 类	主要污染指标
长江流域	160	3.8	55.0	30.6	6.2	1.2	3.1	—
黄河流域	62	1.6	30.6	29.0	21.0	4.8	12.9	总磷、氨氮和五日生化需氧量
珠江流域	54	3.7	74.1	16.7	1.8	—	3.7	—
松花江流域	86	—	8.1	57.0	26.7	2.3	5.8	高锰酸盐指数、化学需氧量和总磷
淮河流域	94	—	6.4	47.9	22.3	13.8	9.6	化学需氧量、五日生化需氧量和总磷

流域	国控断面数量	Ⅰ类	Ⅱ类	Ⅲ类	Ⅳ类	Ⅴ类	劣Ⅴ类	主要污染指标
海河流域	64	4.7	15.6	21.9	6.2	12.5	39.1	化学需氧量、氨氮和总磷
辽河流域	55	1.8	30.9	7.3	40.0	5.5	14.5	五日生化需氧量、化学需氧量和氨氮
浙闽片河流	45	4.4	31.1	53.3	8.9	2.2	—	—
西北诸河	51	7.8	88.2	—	2.0	2.0	—	—
西南诸河	29	—	72.4	24.1	3.4	—	—	—

资料来源：根据《2015 中国环境状况公报》整理得到。

（3）湖泊（水库）水质情况。

《2015 中国环境状况公报》指出，2015 年，全国 62 个重点湖泊（水库）中，具有Ⅰ类水质的湖泊（水库）5 个，占 8.06%；Ⅱ类水质的 13 个，占 20.97%；Ⅲ类水质的 25 个，占 40.32%；Ⅳ类水质的 10 个，占 16.13%；Ⅴ类水质的 4 个，占 6.45%；劣Ⅴ类水质的 5 个，占 8.06%（见图 3-13）。这些湖泊（水库）的主要污染指标为总磷、化学需氧量和高锰酸盐指数。

2015 年，对 61 个湖泊（水库）开展营养状态监测。监测结果表明：在 61 个湖泊（水库）中，有 6 个处于贫营养状态；有 41 个处于中营养状态；有 12 个处于轻度富营养状态；有 2 个处于中度富营养状态（见图 3-14）。

在湖泊（水库）中，最典型的就是太湖、巢湖和滇池，2015年的监测结果表明，三大湖体的水质状况不容乐观。

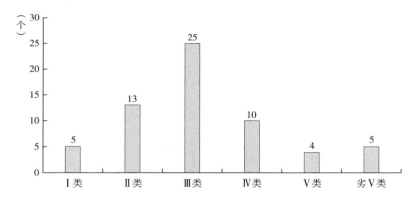

图 3 – 13 2015 年中国不同水质重点湖泊数量

资料来源：《2015 中国环境状况公报》。

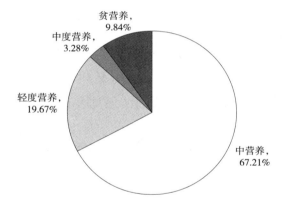

图 3 – 14 2015 年中国不同营养化状态的湖泊数量比例

资料来源：《2015 中国环境状况公报》。

太湖：太湖湖体平均为Ⅳ类水质。20 个国控点位中，水质为Ⅲ类的点位占 20.0%，水质为Ⅳ类的点位占 75.0%，水质为Ⅴ类的点位占 5.0%。主要污染指标为化学需氧量和总磷，湖体平均为轻度富营养状态。

巢湖：巢湖湖体平均为Ⅴ类水质。8 个国控点位中，水质为Ⅳ类的点位占 50.0%，水质为Ⅴ类的点位占 50.0%。主要污染指标为总磷，湖体平均为轻度富营养状态。

滇池：湖体平均为劣 V 类水质。10 个国控点位中，水质为 V 类的点位占 10.0%，水质为劣 V 类的点位占 90.0%。主要污染指标为化学需氧量、总磷和高锰酸盐指数，湖体平均为中度富营养状态。

2. 地下水环境状况

（1）以地下含水系统为单元的监测结果。

根据《2015 年中国环境状况公报》，2015 年，以地下水含水系统为单元，以潜水为主的浅层地下水和承压水为主的中深层地下水为对象，国土部门对全国 31 个省（区、市）202 个地市级行政区的 5118 个监测井（点）（其中国家级监测点 1000 个）开展了地下水水质监测。其中，以潜水为主的浅层地下水水质监测井（点）有 3322 个，以承压水为主（其中包括部分岩溶水和泉水）的中深层地下水水质监测井（点）有 1796 个。监测结果见表 3 – 6。

表 3 – 6　2015 年中国地下水水质监测结果

单位：%

监测对象	优良	良好	较好	较差	极差
总体水质	9.1	25.0	4.6	42.5	18.8
浅层地下水水质	5.6	23.1	5.1	43.2	23.0
中深层地下水水质	15.6	28.4	3.7	41.1	11.2

资料来源：根据《2015 年中国环境状况公报》整理得到。

由此可以看出，中国地下水水质状况不容乐观。究其原因，可能在一些区域存在着如下现象：随着社会经济的快速发展以及广大居民生活水平的日益提高，生产废水、生活污水处理设施严重滞后，即便有相应的设施，也难以达到处理要求。更有甚者，个别地方对水体的污染已经呈现一体化发展态势，对地表水污染之后，将工业废水注入地下，造成地下水体的严重污染。

从地下水体超标指标来看，主要包括总硬度、溶解性总固体、pH 值、化学需氧量、"三氮"（亚硝酸盐氮、硝酸盐氮和铵氮）、氯离子、硫酸盐、氟化物、锰、砷、铁等，个别水质监测点存在铅、六价铬、镉等（类）重金属超标现象。

（2）以流域为单元的地下水水质监测结果。

2015 年，以流域为单元，水利部门对北方平原区 17 个省（区、市）的重点地区开展了地下水水质监测。从监测井的空间布局来看，监测井主要分布在地下水开发利用程度较大、污染较严重的地区；从监测对象来看，主要以浅层地下水为主。由于浅层地下水易受地表水或土壤水污染下渗影响，水质评价结果总体较差。

监测评价结果显示：地下水水质优良、良好、较差和极差的监测站比例分别为 0.6%、19.8%、48.4% 和 31.2%，无水质较好的监测站。主要污染物指标为"三氮"，污染较为严重，部分地区存在一定程度的重金属和有毒有机物污染。

3. 集中式饮用水源地环境状况

根据《2015 年中国环境状况公报》显示，2015 年，全国 338 个地级以上城市的集中式饮用水水源地取水总量为 355.43 亿吨，服务人口 3.32 亿人。其中，达标取水量为 345.06 亿吨，占取水总量的 97.1%。其中，地表饮用水水源地 557 个，达标水源地占 92.6%，主要超标指标为总磷、溶解氧和五日生化需氧量；地下饮用水水源地 358 个，达标水源地占 86.6%，主要超标指标为锰、铁和氨氮。

4. 重点水利工程水环境状况

（1）三峡库区。

长江主要支流水体综合营养状态指数范围为 25.9～81.2，富营养的断面占监测断面总数的 30.5%，回水区水体处于富营养状态的断面比例为 35.6%，比非回水区高 10.6 个百分点。

（2）南水北调（东线）。

南水北调东线长江取水口夹江三江营断面为Ⅱ类水质。输水干线京杭运河里运河段、宝应运河段、宿迁运河段、鲁南运河段、韩庄运河段和梁济运河段均为Ⅲ类水质。洪泽湖湖体 6 个点位均为Ⅳ类水质，营养状态为轻度富营养；骆马湖湖体 2 个点位、南四湖湖体 5 个点位和东平湖湖体 2 个点位均为Ⅲ类水质，营养状态均为中营养。

（3）南水北调（中线）。

南水北调中线取水口陶岔断面为Ⅱ类水质。丹江口水库 5 个点位均为Ⅱ类水质，营养状态为中营养。入丹江口水库的 9 条支流 18 个断面中，汉江有 2 个断面为Ⅰ类水质，其余 5 个断面均为Ⅱ类水质；天河、金钱河、浪河、堵河、老灌河、淇河、官山河和丹江的 11 个断面均为Ⅱ类水质。

5. 省界水体环境状况

2015 年全国 530 个重要省界断面监测结果表明，Ⅰ～Ⅲ类、Ⅳ～Ⅴ类、劣Ⅴ类水质断面比例分别为 66.0%、16.5% 和 17.5%。主要污染指标为氨氮、总磷和化学需氧量。

二　中国水资源利用现状分析

（一）中国水资源利用结构及其变化分析

1. 中国用水量变化情况

（1）产业部门用水量变化。

总体来讲，自 2000 年以来，中国用水总量呈现出逐年递增态势（图 3 - 15）。用水总量从 2000 年的 5497.6 亿立方米增加到 2014 年的 6094.9 亿立方米，增加了 597.3 亿立方米，增长 10.86%。

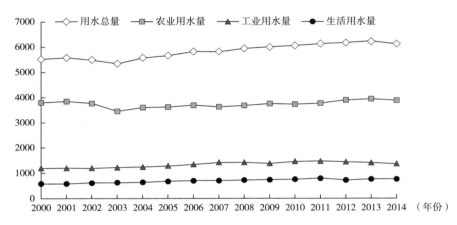

图 3 - 15　2000 ~ 2014 年中国用水量变化情况

资料来源：《中国水利统计年鉴 2015》。

从产业部门用水量变化看，也都呈现出递增态势。在农业用水量方面，从 3738.5 亿立方米增加到 3869.0 亿立方米，增加了 85.4 亿立方米，增长 2.26%；在工业用水量方面，从 1139.1 亿立方米增加到 1356.1 亿立方米，增加了 217.0 亿立方米，增长 19.05%；在生活用水量方面，从 574.9 亿立方米增加到 766.6 亿立方米，增加了 191.7 亿立方米，增长 33.34%。这些数据表明，相对于农业、工业用水量而言，尽管生活用水量不大，但随着国民生活水平的提高，以及生活用水设施的改善，生活用水量增加速度较快，而且还会出现进一步加快的态势。

生态环境用水是指为生态环境修复与建设或维持现状生态环境质量不至于下降所需要的最小需水量。近些年，生态环境用水才得到重视。自 2005 年到 2014 年，生态环境用水量从 92.7 亿立方米增加到 103.2 亿立方米，增加了 10.5 亿立方米，增长 11.35%。随着生态环境保护、恢复与建设力度的进一步加大，特别是在"绿水青山就是金山银山"理论的指导下，生态环境用水量将会逐渐增加。

（2）人均用水量变化

2000 年到 2014 年，中国人均用水量总体上呈现增加态势，期间有两年出现下降，即 2005 年、2014 年（见图 3 - 16）。从数量上来看，人均用水量从 435.4 立方米增加到 446.7 立方米，增加了 11.3 立方米，增长 2.61%。

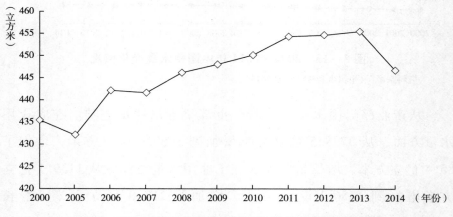

图 3 - 16　2000 ~ 2014 年中国人均用水量变化情况

资料来源：《2015 中国统计年鉴》。

2. 中国用水结构变化

从表 3 - 7 可以看出，中国用水结构也发生了一定变化。在农业用水量占总用水量的比例方面，从 2000 年到 2014 年，尽管在 2011 年到 2014 年期间有小幅度的增加，但总体上依然呈现出明显的递减态势（见图 3 - 17）。从 2000 年的 68.82% 下降到 2014 年的 63.48%，下降了 5.34 个百分点。农业用水比例的下降有三个方面原因：一是滴灌、喷灌等先进节水技术的应用；二是农业结构的调整，压缩高耗水作物面积，扩大低耗水作物面积；三是抗旱品种、农艺技术等的推广应用。

表 3 - 7　中国水资源利用结构及其变化

单位：%

年　份	农业用水	工业用水	生活用水	生态用水
2000	68.82	20.72	10.46	
2005	63.55	22.82	11.98	1.65
2006	63.24	23.19	11.97	1.60
2007	61.86	24.11	12.21	1.82
2008	61.99	23.64	12.34	2.03
2009	62.41	23.32	12.54	1.73
2010	61.26	24.03	12.72	1.99
2011	61.30	23.94	12.93	1.83
2012	63.18	23.18	11.87	1.77
2013	63.42	22.74	12.13	1.70
2014	63.48	22.25	12.58	1.69

资料来源：根据《2015 中国统计年鉴》整理得到。

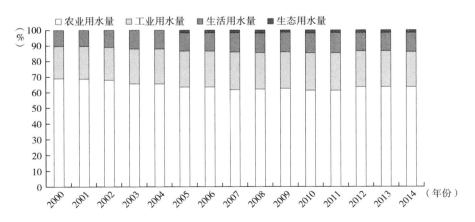

图 3 - 17　中国用水结构的变化情况

资料来源：根据《2015 中国统计年鉴》整理得到。

相对于农业用水比例的递减，工业用水比例、生活用水比例都呈现出增加的态势，尽管增加幅度不是太大，相比于 2000 年，增加的幅度基本上处于 2 ~ 3 个百分点。而生态环境用水比例基本上比较稳定，在 1.70% 左右。

（二）不同区域水资源利用结构分析

1. 不同区域用水量的比较

从表 3 - 8 可以看出，2014 年，中国总用水量为 6094.9 亿立方米，其中，东部地区、中部地区以及西部地区用水总量所占比例基本上处于均衡状态，东部地区稍微高一点，为 36.00%，中部地区、西部地区则分别为 31.66%、32.34%。

在农业用水量比例方面，从东部地区、中部地区到西部地区，呈现出明显的递增态势，即在中国 3869.0 亿立方米农业用水中，东部地区占 29.71%，中部地区占 31.88%，西部地区则占 38.41%。

在工业用水量比例方面，从东部地区、中部地区到西部地区，呈现出与农业用水量比例相反的特征，具有明显的递减态势，即在中国 1356.1 亿立方米工业用水中，东部地区占 47.37%，中部地区占 33.51%，西部地区则占 19.12%。

在生活用水量比例方面，从东部地区、中部地区到西部地区，呈现出与工业用水量比例相同的特征，具有明显的递减态势，即在中国 766.6 亿立方米生活用水中，东部地区占 46.96%，中部地区占 28.42%，西部地区则占 24.62%。

在生态用水量比例方面，从东部地区、中部地区到西部地区，呈现出了"两边高、中间低"的特点，即在中国 103.2 亿立方米生态用水中，东部地区占 40.99%，中部地区占 23.28%，西部地区则占 35.74%。

表 3-8 不同区域水资源利用量占全国的比例情况

单位：亿立方米；%

	总用水量	农业用水量	工业用水量	生活用水量	生态用水量
东部地区	36.00	29.71	47.37	46.96	40.99
中部地区	31.66	31.88	33.51	28.42	23.28
西部地区	32.34	38.41	19.12	24.62	35.74
全　国	6094.9	3869.0	1356.1	766.6	103.2

资料来源：根据《2015 中国统计年鉴》整理得到。

2. 不同区域用水结构的比较分析

不同区域由于社会经济发展水平不同、产业结构不同，在水资源利用结构方面也呈现出明显的差异性（见表 3-9）。

表 3-9 不同区域水资源利用结构情况

单位：%

	农业用水量	工业用水量	生活用水量	生态用水量
东部地区	52.38	29.28	16.41	1.93
中部地区	63.92	23.55	11.29	1.24
西部地区	75.40	13.16	9.57	1.87
全　国	63.48	22.25	12.58	1.69

资料来源：根据《2015 中国统计年鉴》整理得到。

从表 3-9 可以看出，东部地区、中部地区、西部地区水资源利用结构呈现出一个明显的共同点，即区域内农业用水比例 > 工业用水比例 > 生活用水比例 > 生态用水比例。

在区域农业用水比例方面，从东部地区、中部地区到西部地区，是一种明显增加趋势，其中，中部地区农业用水比例基本与全国平均水平一致，而东部地区农业用水比例低于中部地区的63.92%，更低于西部地区的75.40%。

在区域工业用水比例方面，从东部地区、中部地区到西部地区，是一种明显递减趋势，从中部地区的29.28%，到中部地区的23.55%，再到西部地区的13.16%。

与区域工业用水比例一样，在区域生活用水比例方面，也表现出从东部地区、中部地区到西部地区明显递减趋势，从中部地区的16.41%，到中部地区的11.29%，再到西部地区的9.57%。

在区域生态用水比例方面，则是东部地区、西部地区高，中部地区低。

（三）省级层面水资源利用结构分析

1. 各省（区、市）用水量所占比例分析

2014年，中国用水总量为6094.9亿立方米，各省（区、市）用水总量差异性较大，其用水量占全国用水总量的比例情况见图3-18。

31个省（区、市）中，用水量所占比例低于1%的省（区、市）有5个，分别为天津（0.40%）、青海（0.43%）、西藏（0.50%）、北京（0.62%）、海南（0.74%）。这5个省（区、市）用水量占全国用水量的比例合计为4.58%。用水量比例高于5%的省（区、市）有6个，分别为广西（5.05%）、湖南（5.45%）、黑龙江（5.97%）、广东（7.26%）、新疆（9.55%）、江苏（9.70%）。这6个省（区）用水量占全国用水量的比例达到42.98%。图5-18是各省（区、市）用水量所占比例情况。

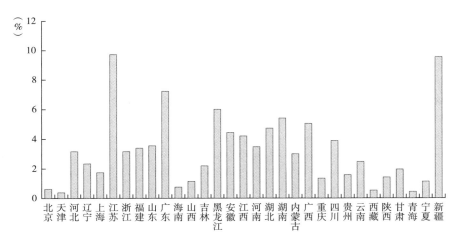

图 3 - 18 2014 年各省（区、市）用水量所占比例情况

资料来源：《中国水利统计年鉴 2015》。

2. 各省（区、市）人均用水量比较

2014 年，中国人均水资源用量为 446.7 立方米，将同期各省（区、市）人均水资源量与此相比，分为两类：一是人均用水量低于全国平均水平，一类是人均用水量高于全国平均水平，结果见表 3 - 10。

从表 3 - 10 可以看出，人均用水量低于全国平均水平的省（市）有 15 个，其中东部地区 8 个省（市），中部地区 2 个省，西部地区 5 个省（市）；而人均用水量高于全国平均水平的省（区）有 16 个，其中东部地区 3 个省，中部地区 6 个省，西部地区 7 个省（区）。

在人均用水量低于全国平均水平的 15 个省（市）中，人均用水量最低的是天津，仅为 161.2 立方米，此次是北京市，也只有 175.7 立方米，这两个直辖市的人均用水量仅为全国人均用水量的 36.08%、39.33%。众所周知，北京、天津地处华北平原，这个区

域水资源严重短缺，特别是地下漏斗的面积持续扩大。

在人均用水量高于全国平均水平的 16 个省（市、区）中，人均用水量最高的是新疆，人均用水量达到了 2550.7 立方米，是全国平均水平的 14.52 倍；其次是宁夏，人均用水量是 1068.6 立方米，是全国平均水平的 6.63 倍；处于第三位的是西藏，人均用水量为 967.3 立方米/人，是全国平均水平的 2.17 倍（见图 3-19）。

表 3-10　2014 年不同省（市、区）人均用水量情况

	东部地区（11）	中部地区（8）	西部地区（12）
低于中国平均水平（15）	天津、北京、山东、河北、浙江、辽宁、广东、上海	山西、河南	陕西、重庆、贵州、四川、云南
高于中国平均水平（16）	海南、福建、江苏	安徽、吉林、湖南、湖北、江西、黑龙江	青海、甘肃、广西、西藏、宁夏、内蒙古、新疆

资料来源：根据《2015 中国统计年鉴》整理得到。

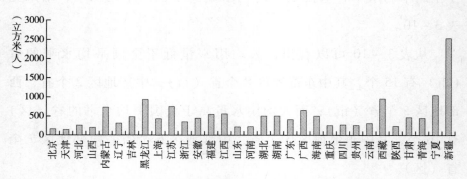

图 3-19　2014 年各省（区、市）人均用水量

资料来源：根据《2015 中国统计年鉴》整理得到。

3. 各省（区、市）用水结构比较

由于各省（区、市）地域差异性较大，社会经济水平、产业

结构等多方面都存在一定的差异性，因此，在用水结构方面也表现出差异性。下面从农业用水比例、工业用水比例、生活用水比例以及生态用水比例等方面进行对比分析。

（1）农业用水。

2014 年，中国农业用水量所占比例为 63.48%，将各省（区、市）农业用水比例与此值进行比较，并进行分类，结果见表3－11。

表 3－11　2014 年不同省（区、市）农业用水比例情况

	东部地区（11）	中部地区（8）	西部地区（12）
低于中国平均比例（16）	上海、北京、浙江、福建、天津、江苏、广东、辽宁	安徽、湖北、河南、山西、湖南	重庆、贵州、四川
高于中国平均比例（15）	山东、河北、海南	江西、吉林、黑龙江	陕西、广西、云南、内蒙古、青海、甘肃、宁夏、西藏、新疆

资料来源：根据《2015 中国统计年鉴》整理得到。

从表 5－11 可以看出，农业用水比例低于全国平均水平的省（市）有 16 个，其中东部地区 8 个省（市），中部地区 5 个省，西部地区 3 个省（市）；而农业用水比例高于全国平均水平的省（区）有 15 个，其中东部地区 3 个省，中部地区 3 个省，西部地区 9 个省（区）。

在农业用水比例低于全国平均水平的 16 个省（市）中，农业用水比例最低的是上海，仅为 13.76%，其次是北京，也只有 21.81%，处于第三位的重庆，农业用水比例为 29.50%。众所周知，上海、北京两个直辖市，农业生产已经不是其主要产业，即使

存在部分农业分布，但也已经从传统上的单纯生产功能转向了生产、生态、生活"三位一体"的多功能产业。

在农业用水比例高于全国平均水平的 15 个省（区、市）中，有 5 个省（区）农业用水比例超过 80%，除了粮食生产第一大省黑龙江之外，其余 4 省（区）均处于西部地区，其中，有 2 个省（区）的农业用水比例超过了 90%，最高的是新疆，达到了 94.70%，其次是西藏，为 90.74%。这些省（区）农业用水比例远远高于全国平均水平。

（2）工业用水。

2014 年，中国工业用水量所占比例为 22.25%，将各省（区、市）用水比例与此值进行比较，并进行分类，结果见表 3 - 12。

表 3 - 12   2014 年不同省（区、市）工业用水比例情况

	东部地区（11）	中部地区（8）	西部地区（12）
低于中国平均比例（18）	海南、河北、山东北京、辽宁	黑龙江、山西、吉林	新疆、西藏、宁夏、青海、甘肃、内蒙古、陕西、云南、广西、四川
高于中国平均比例（13）	天津、广东、浙江福建、江苏、上海	江西、河南、湖南湖北、安徽	贵州、重庆

资料来源：根据《2015 中国统计年鉴》整理得到。

从表 3 - 12 可以看出，用水比例低于全国平均水平的省（市）有 18 个，其中东部地区 5 个省（市），中部地区 3 个省，西部地区 10 个省（区）；而工业用水比例高于全国平均水平的省（区）有 13 个，其中东部地区 6 个省（市），中部地区 5 个省，西部地区 2 个省（市）。这些数据表明，工业用水较低的省（区、市）集中在

西部地区。

在工业用水比例低于全国平均水平的 18 个省（市）中，用水比例最低的是新疆，仅为 2.28%，其次是西藏和宁夏，分别为 5.49%、7.08%。这些数据表明，工业用水比例与农业用水比例正好相反，而且与区域经济发展水平紧密相关。

在用水比例高于全国平均水平的 13 个省（区、市）中，上海工业用水比例最高，达到了 62.50%，其次是重庆和江苏，工业用水比例分别为 45.65%、40.25%，均远远高于全国平均水平。

（3）生活用水。

2014 年，中国生活用水量所占比例为 12.58%，将各省（区、市）生活用水比例与此值进行比较，并进行分类，结果见表 5－13。

表 3－13　2014 年不同省（区、市）生活用水比例情况

	东部地区（11）	中部地区（8）	西部地区（12）
低于中国平均比例（13）	江苏、河北	黑龙江、吉林、江西、安徽、湖南	新疆、宁夏、西藏内蒙古、甘肃、青海
高于中国平均比例（18）	福建、山东、海南、辽宁、天津、广东、浙江、上海、北京	湖北、河南、山西	广西、云南、陕西贵州、四川、重庆

资料来源：根据《2015 中国统计年鉴》整理得到。

从表 3－13 可以看出，生活用水比例低于全国平均水平的省（市）有 13 个，其中东部地区 2 个省，中部地区 5 个省，西部地区 6 个省（区）；而生活用水比例高于全国平均水平的省（区）有 18 个，其中东部地区 9 个省（市），中部地区 3 个省，西部地区 6 个

省（区、市）。

在生活用水比例低于全国平均水平的 13 个省（市）中，生活用水比例最低的是新疆，仅为 2.12%，其次是宁夏和西藏，分别为 2.48%、3.60%。这些数据表明，经济欠发达的民族地区，生活用水条件与东部地区可能存在一定的差异，在日生活用水量方面存在不足，从而导致了生活用水比例较低。

在生活用水比例高于全国平均水平的 18 个省（市、区）中，北京的生活用水比例最高，达到了 45.28%，其次是重庆和上海，生活用水比例分别为 23.69%、23.00%，均远远高于全国平均水平。

（4）生态用水。

2014 年，中国生态用水量所占比例为 1.69%，将各省（区、市）生态用水比例与此值进行比较，并进行分类，结果见表 3-14。

表 3-14　2014 年不同省（区、市）生活用水比例情况

	东部地区（11）	中部地区（8）	西部地区（12）
低于中国平均比例（17）	江苏、海南、上海广东、福建	湖北、黑龙江、江西、湖南	西藏、贵州、广西、新疆、重庆、云南、甘肃、青海
高于中国平均比例（14）	河北、浙江、山东辽宁、天津、北京	安徽、河南、吉林山西	四川、陕西、宁夏、内蒙古

资料来源：根据《2015 中国统计年鉴》整理得到。

从表 3-14 可以看出，生态用水比例低于全国平均水平的省（区、市）有 17 个，其中东部地区 5 个省，中部地区 4 个省，西部地区 8 个省（区、市）；而生态用水比例高于全国平均水平的省

（区）有 14 个，其中东部地区 6 个省（市），中部地区 4 个省，西部地区 4 个省（区）。

在生态用水比例低于全国平均水平的 17 个省（市）中，生态用水比例最低的是西藏，仅为 0.16%，其次是湖北和黑龙江，分别为 0.22%、0.35%。

在生态用水比例高于全国平均水平的 14 个省（市、区）中，北京的生态用水比例最高，达到了 19.33%，其次是天津、内蒙古，生态用水比例分别为 8.60%、7.84%，均远远高于全国平均水平。

三　中国水资源管理现状

（一）中国水资源管理的现实背景

水是生命之源、生产之要、生态之基。水对于人类生存、生产具有重要意义，由于地球中水资源的分布不均、水资源开发利用过程的严重浪费，更加剧了原本就已稀缺的淡水资源。因此，加强水资源管理，增强水资源保护意识，对于当下中国水资源保护工作至关重要。而解决我国日益复杂的水资源问题，实现水资源高效利用和有效保护，根本上要靠制度、靠政策、靠改革。加快我国水资源管理制度建设，完善水资源管理制度势在必行。

我国面临人多水少、水资源时空分布不均的基本国情和水情，水资源短缺、水污染严重和水生态恶化等问题也十分突出，并已经成为制约社会经济可持续发展的主要瓶颈。缺水，尤其是贫困地区取用水困难已经成为不争的事实。同时，在水资源的开发利用过程中，也多数存在过度开发、浪费严重、粗放用水等问题，进一步加快了我国的水资源危机。水利部资料显示，目前，我国人均水资源量仅为世界人均水平的 1/4，全国年平均缺水量高达 500 多亿立方米。当前，我国水资源开发利用已逼近红线。海河、黄河、辽河流域的水资源开发利用率分别达 106%、82%、76%，西北内陆河流开发利用已接近甚至超出水资源承载能力。而全国水环境的形势也非常严峻，主要体现在三个方面：第一，就整个地表水而言，受到严重污染的劣 V 类水体所占比例较高，全国约 10%，有些流域甚至大大超过这个数。如海河流域劣 V 类的比例高达 39.1%；第二，流经城镇的一些河段，城乡接合部的一些沟渠塘坝污染普遍比较重，并且由于受到有机物污染，黑臭水体较多，受影响群众多，公众关注度高，不满意度高；第三，涉及饮水安全的水环境突发事件的数量依然不少。

我国面临水资源短缺的客观事实，水资源开发利用过程中存在诸多问题，各行各业应该采取节水措施、全面建设节水型社会，共同化解我国的水资源战略风险。

（二）中国水资源管理的历史沿革

中国水资源管理可以追溯至大禹治水和春秋时代霸主会盟议定用水规约。西周时期周文王的《伐崇令》，最早反映了水资源管理思想，在春秋战国时期的法家、儒家等经典论著中也能够找到水法规的概念。从整个封建社会来看，我国水资源管理一直是官府权力，水资源管理也多出于政治稳定因素的考量，是不成熟的。

专栏 3 - 1：大禹治水 --------------------------------------

　　大禹治水（鲧禹治水）是古代的汉族神话传说故事，著名的上古大洪水传说。大禹是黄帝的后代，三皇五帝时期，黄河泛滥，鲧、禹父子二人分别受命于尧、舜二帝，任崇伯和夏伯，负责治水。在《山海经·海内经》《史记·夏本纪》《孟子·滕文公上》《庄子·天下篇》等均有详载。

　　传说，大禹率领民众，与自然灾害中的洪水斗争，最终获得了胜利。面对滔滔洪水，大禹从鲧治水的失败中汲取教训，改变了"堵"的办法，对洪水进行疏导，体现出他具有带领人民战胜困难的聪明才智；大禹为了治理洪水，长年在外与民众一起奋战，置个人利益于不顾，"三过家门而不入"。大禹治水 13 年，耗尽心血与体力，终于完成了治水的大业。

　　大禹治水在中华文明发展史上起到了重要作用。在治水过程中，大禹依靠艰苦奋斗、因势利导、科学治水、以人为本的理念，克服重重困难，终于取得了治水的成功。由此形成以公而忘私、民族至上、民为邦本、科学创新等为内涵的大禹治水精神。大禹治水精神是中华民族精神的源头和象征。

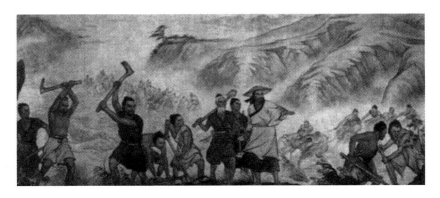

资料来源：百度百科《大禹治水》，http：//baike.baidu.com/link？url＝gZD2xtZvfEb5WgCBFrIwxb－KvXr0qkWxkfR_Pk2u1AnWyzG0ZxQtn2zD－29SJN6whwWMdwqas4P09gltzbeZpDk6i6171QV－tEMm_FJgxD3，2016年8月16日。

新中国成立后，水资源管理得到快速发展，取得了重大进展，其进程大致可以划分为三个阶段：保障防洪安全、解决供需矛盾为主的工程水利阶段（1949～1997年）；人水和谐共处、社会可持续发展为主的资源水利阶段（1998～2008年）；以人为本、节水防污型社会建设为主的民生水利阶段（2009年至今）[①]。三个阶段面临的局势不同，采取的措施也各有侧重，中国水资源管理经历了从"传统水利"到"现代水利"、从"工程水利"到"资源水利"再到"民生水利"的发展过程，在这一过程的转变中，治水思想也由以往"征服自然、人定胜天"向"尊重自然、人水和谐、以人为本"的方向转变。同时，以往中国水资源管理以政府主导、行政命令方式为主，如今水资源管理则更加关注市场化方式，向需水管理转移。

需要指出的是，法律管理方面，1961年在中央批转农业部、水利电力部《关于加强水利管理工作的十条意见》中，就已经开始着重考虑水利工程所发挥的效益，不在关注新建水利工程的数量。1988年1月21日，第六届全国人民代表大会常务委员会第二十四次会议通过了《中华人民共和国水法》，正式标志着我国水资

---

① 刘高峰、龚艳冰、佟金萍：《新常态下最严格水资源管理制度的历史沿革与现实需求》，《科技管理研究》2016年第10期。

源管理进入了新阶段，该法作为我国第一部水资源的根本大法，涉及水资源综合开发利用和保护、用水管理、江河治理等多方面，明确了水资源的国家所有权。2002 年 8 月 29 日，又对该法进行了再次修订，更加细化了水资源管理中的事项，对于加强水资源管理、强化水资源保护意识具有重要作用。

（三）中国水资源管理的建设现状

近年来，我国水资源管理取得了重大突破，民众节水意识不断增强，法律法规逐渐健全，享受安全饮水的居民所占比重也在逐年提升。本书将从水资源的行政管理、经济管理、权属管理、流域管理和法律管理五个方面进行概述，以期对水资源管理方式有一个较为完整的认识。

1. 水资源的行政管理

水资源行政管理是指与水资源相关的各类行政管理部门及其派出机构，在宪法和其他相关法律、法规的规定范围内，对与水资源有关的各种社会公共事务进行的管理活动，不包括水资源行政组织对内部事务的管理。科学高效的水资源行政管理，能够保障水资源法律法规的顺利实施，保护水权和水资源利用者的合法权益，保证水资源开发利用的持续高效，是解决各种水资源问题的关键环节。其职能在于水资源行政管理主体依法对水资源有关的各种社会公共事务进行管理时所承担的职责和所具有的功能作用，它影响到组织设置、决策执行、监督机制等各个方面。

我国现行的水行政管理体制有以下几个特点，首先，水行政的主管部门是国家及地方各级环境保护部门和水利部门，在法律规定的各自范围内分别对水环境和水资源进行管理；其次，水行政实行的是统管部门与分管部门相结合的管理体制，职权范围涉及水行政管理的部门除了水利部门与环境保护部门之外，还有国土资源、卫生、建设、农业等多个部门；最后，我国实行的是水行政的按行政区划管理与按流域管理相结合的制度，除了地方各级政府的水利部门与环境部门对水进行管理之外，水利部在全国设立了七个流域管理机构：长江、黄河、珠江、海河、淮河、松辽水利委员会及太湖流域管理局，在这七个流域管理机构之下设置了由水利部和环境保护部双重管理的流域水资源保护局①。

2. 水资源的经济管理

水资源经济管理，是指在涉及水资源的各类经济活动中，通过经济杠杆调控水资源各种管理行为，这些管理行为包括水资源价值的评估、水资源效益分析、水资源价值补偿、水价调整各个方面利益以及水资源污染控制等活动。水资源经济管理强调通过对水资源的合理配置达到水资源使用的最经济。需要说明的是，这里的最经济不但包含了狭义的经济效益，而且包含了生态效益和社会效益。换言之，水资源经济管理的根本目标是有效配置稀缺的水资源以达到水资源使用的效益最大化。任何稀缺性资源有效配置的一个基本衡量标准就是在既定的资源量限制的前提下实现效益最大化，或者在实现预期收益的前提下尽可能使用最少的资源。水资源形态的变化伴随着水资源价值的转变，因此，要达到水资源经济管理的目标，必须以"水资源价值"为核心，通过"水资源价值"的改变调整水资源配置。

---

① 郭普东：《论我国水环境与水资源行政管理体制的改革》，《黑龙江省政法管理干部学院学报》2009 年第 1 期。

在计划经济时代，水作为一种自然资源和福利性的产品，由各级政府直接包办了水资源的开发利用，不存在水资源使用权的合理分配、依法拥有、有偿转让的问题；对用水需求的满足也是由政府负责无偿或低价供给，不存在利用市场机制来配置水资源的问题。随着我国市场经济体制的建立，需要运用水权、水价、水市场等经济手段来建立一种机制，促进水资源的优化配置，以解决行政措施和工程措施无能为力的问题。在我国一些市场经济比较发达、比较活跃的地区，先行进行这方面的探索工作成为改革与发展的必然①。

3. 水资源的权属管理

所谓水权，特指非水资源所有者依法直接享有的或以法定方式从水资源所有者处原始取得的，直接汲取或使用自然水资源或经人工改造的水体中的水资源的权利。水权具有有限性、收益性、排他性和可转让性等基本属性。由于水资源的开发利用具有很强的公益性，会产生广泛的影响。因此，水权制度能否顺利运行取决于有效的管理和监督。从政府层面讲，需要通过法律、法规的制定以保证水权分配和转让的公平性、可持续性，避免水资源过度开发利用对生态环境造成不利影响，以及防止水权市场中不正当的竞争行为对他人的损害等。

水资源统一管理的核心是水资源的权属管理。目前，我国提倡节水型社会建设，其本质特征是建立以水权、水市场理论为基础的水资源管理体制，形成以经济手段为主的节水机制。我国《水法》明确规定，水资源属于国家所有，水资源的所有权由国务

①　顾浩：《基于水权理论的水资源经济管理初探》，《中国水利》2003 年第 10 期。

院代表国家行使。但是，水资源的所有权和使用权是分离的，对水资源使用权归属需要明确界定，并受到法律保护，任何侵犯他人水资源使用权的行为都应该受到法律制裁①。

4. 水资源的流域管理

水作为一种自然资源和环境要素，其形成和运动具有明显的地理特征，它以流域为单元构成一个统一体。随着水文地理和生态学等学科的不断发展，使人们逐步认识到，以流域为单元对水资源实行综合管理，顺应了水资源的自然运移规律和经济社会特性，可以使流域水资源的整体功能得以充分发挥。流域是具有层次结构和整体功能的复合系统，流域水循环不仅构成了经济社会发展的资源基础，是生态环境的控制因素，同时也是诸多水问题和生态问题的共同症结所在。因此，以流域为单元对水资源实行统一管理，已成为目前国际公认的科学原则。世界范围内水危机的日益严重，更显现出这一问题的重要性和现实意义。

专栏 3-2：福建长汀经验 --------------------------------

福建省长汀县是全国著名的中央苏区县和红军长征出发地之一，素有"红色小上海"之美誉，被称为"红军故乡""红色土地"和"红旗不倒的地方"。作为曾经的我国南方红壤区水土流失最严重的县份之一，水土流失历史之长、面积之广、程度之重、危害之大，居全省之首。

长汀的严重水土流失引起了历届省委、省政府的高度重

---

① 谢新民、孙雪涛、王浩、王国新、程世迎：《强化我国水资源权属管理的思考》，《科学对社会的影响》2005年第4期。

视，习近平总书记多次指导、批示水土流失治理工作。从2000年起，省委、省政府多年持续把长汀水土流失治理列入为民办实事项目，掀起长汀水土流失治理的新高潮。2000～2010年，治理水土流失面积78524公顷，项目涉及9个乡镇，118个村，22条小流域，减少水土流失面积43060公顷，使当地的生态环境大为改善，昔日烈日炎炎的"火焰山"重新披上了"绿装"，基本实现了长汀人百年绿色之梦。其重要启示在于"贵在持续""贵在实干""贵在创新"和"贵在为民"，成为福建生态省建设旗帜。

长汀治理模式与成效被水利部誉为中国水土流失治理的品牌、南方治理的一面旗帜；被中国水土流失与生态安全院士专家考察团誉为南方水土流失治理的典范。长订县真正实现了从全国水土流失重灾区到全国生态文明建设示范县的转变。

资料来源：《学习长汀经验，推进生态省建设》，东南网http：//www.fjsen.com/zhuanti/node_110410.htm，2016年8月16日。

我国水资源流域管理主要经历了三个阶段。第一阶段从新中国成立初期到改革开放之前，水资源管理的目的主要是以灌溉为中心和以防洪为重点，对水资源相应设施和基础水利工程建设较为重视而对管理重视不足；第二个阶段是改革开放后的20年内，在对水资源的管理中开始重视水资源流域管理对于经济发展的重要性，水源管理更多地为各个建设部门服务；第三个阶段是1996

年至今，这段时期我国水资源与水利工程结合较为广泛，水资源管理和环境、人口等相应管理工作紧密协调，重视水资源的合理开发以及科学管理，更加注重可持续发展[①]。

5. 水资源的法律管理

水资源的法律管理是以立法的形式，通过水资源法规体系的建立，为水资源的开发、利用、治理、配置、节约和保护提供制度安排，调整与水资源有关的利益群体之间的关系，从而调整人与自然的关系。法律管理是实现水资源可持续利用的有效手段，在水资源综合管理中具有基础地位。其宗旨在于从可持续发展的要求出发，为实现水资源可持续利用提供合理的法律制度安排。

我国是一个法治国家，实行依法治国是国家长治久安的根本保障。近年来，我国水资源管理逐渐受到重视，水资源管理的法律法规也不断完善。

2011年中央一号文件和中央水利工作会议明确要求实行最严格的水资源管理制度，确立了水资源开发利用控制、用水效率控制和水功能区限制纳污的"三条红线"，从制度上推动经济社会发展与水资源水环境承载能力相适应。

2012年1月12日，国务院继2011年中央一号文件和中央水利工作会议明确要求实行最严格水资源管理制度以来，印发了《关于实行最严格水资源管理制度的意见》，该文件对实行水资源管理进行了全面部署和具体安排，是指导我国水资源工作的纲领性文

---

① 巴文永：《我国水资源流域管理体制论述》，《经营体制改革》2015年第19期。

件。该意见共分为五大部分 20 条规程，并明确提出了实行最严格水资源管理制度的主要目标。

专栏 3-3：中国水法规体系框架 ·····································

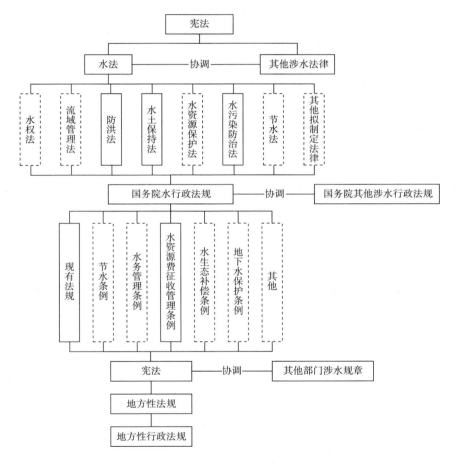

资料来源：王浩：《中国可持续发展总纲——中国水资源与可持续发展》，科学出版社，2007。

2013 年 1 月 2 日，国务院办公厅发布《实行最严格水资源管理制度考核办法》，共分为 16 条，明确指出国务院将对各省、自治区、直辖市最严格水资源管理制度落实情况进行考核，水利部会同有关部门成立考核工作组，具体实施。考核结果将作为干部主管部门对各省、自治区、直辖市人民政府主要负责人和领导班子综合考核评价的重要依据。

2015 年 2 月，中央政治局常务委员会会议审议通过了《水污染防治行动计划》，即"水十条"，该计划要求到 2020 年，全国水环境质量得到阶段性改善，污染严重水体大幅度减少，饮用水安全保障水平持续提升，地下水超采得到严重控制，地下水污染加剧趋势得到初步遏制，近岸海域环境质量稳中趋好，京津冀、长三角、珠三角等区域水生态环境状况有所好转。到 2030 年，力争全国水环境质量总体改善，水生态系统功能初步恢复。

2015 年 10 月，中国共产党第十八届中央委员会第五次全体会议通过的《中共中央关于制定国民经济和社会发展第十三个五年规划的建议》明确提出，"实行最严格的水资源管理制度，以水定产、以水定城，建设节水型社会"。这是党中央在深刻把握我国基本国情水情和经济发展新常态、准确判断"十三五"时期水资源严峻形势的基础上，按照创新、协调、绿色、开放、共享的发展理念，针对水资源管理工作提出的指导方针和总体要求。

2016 年 4 月 25 日，水利部召开水资源管理工作座谈会，会上要求"十三五"期间要抓好八项事关水资源管理全局又十分紧迫的重点工作，为后续水资源管理工作指明了方向。

除了中央层级外，地方政府也不断加强水资源管理工作。重庆市、江苏省、陕西省等均出台了相应的《水资源管理条例》，而重点地级市也推出了适宜地区发展的《水资源管理条例》（大连市、厦门市、深圳经济特区等）。

第二节　中国饮水安全状况评估

为厘清现阶段中国饮水安全状况，本章将从城市、县城、建制镇、乡以及行政村等五个层面展开，意在从不同角度、不同层级探索中国饮水安全存在的差距，通过找寻各自存在的问题，明确未来饮水安全建设的重点方向，针对性地解决中国饮水安全，实现精准帮扶，解决安全饮水之忧。

一　中国城市居民饮水安全状况分析

（一）国家层面上城市居民饮水安全状况

1. 城市人口用水普及率变化情况

城市人口用水普及率是指城市用水的非农业人口数（不包括临时人口和流动人口）与城市非农业人口总数之比。计算公式为：

用水普及率 = （城市用水的非农业人口数/城市非农业人口数）×100%

统计资料表明，中国城市用水普及率呈现出明显的增加态势，从1981年的53.7%提高到2014年的97.6%，增加了43.9个百分点（见图3-20）。从中可以看出，中国城市人口用水普及率的变化呈现出明显的阶段性特征。

（1）第一阶段（1981～1990年）：递减阶段。这个阶段中，城市人口用水普及率从1981年的53.7%递减到1990年的48%，下降了5.7个百分点。其间又可以划分为两个子阶段，一是1981

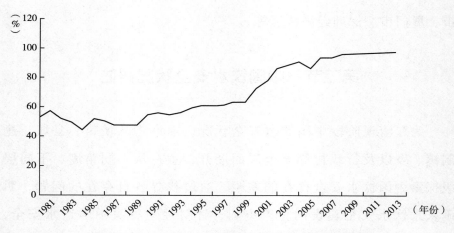

图 3 – 20 1981 ~ 2014 年中国城市用水普及率

资料来源：《2015 中国统计年鉴》。

年到 1985 年的递减阶段。尽管从 1981 年到 1982 年，城市人口用水普及率从 53.7% 增加到 56.7%，增加了 3.7 个百分点，但随后的几年期间，一直呈现出递减态势，到 1985 年减少到 45.1%，相对于 1982 年的城市人口用水普及率，下降了 11.6 个百分点。二是 1986 年到 1990 年的递减阶段。城市人口用水普及率从 51.3% 下降到 1990 年的 48%，下降了 3.3 个百分点。

（2）第二阶段（1991 ~ 2000 年）：缓慢递增阶段。这个阶段中，城市人口用水普及率呈现出缓慢递增态势，从 1991 年的 54.8% 提高到 2000 年的 63.9%，提高了 9.1 个百分点，年均递增 1.01 个百分点。如果分两个阶段来分析：一是从 1991 年到 1995 年，城市人口用水普及率增加了 3.9 个百分点，年均递增 0.98 个百分点；二是从 1996 年到 2000 年，城市人口用水普及率增加了 3.2 个百分点，年均递增 0.8 个百分点。

（3）第三阶段（2001 ~ 2007 年）：快速递增阶段。这个阶段中，城市人口用水普及率呈现出明显的递增态势，从 2001 年的

72.3% 提高到 2007 年的 93.8%，提高了 21.5 个百分点，年均递增 3.58 个百分点。其间的 2006 年，城市人口用水普及率有一个陡减，从 2005 年的 91.1% 陡降到 86.1%，下降了 5 个百分点。

（4）第四阶段（2008~2014 年）：平稳发展阶段。这个阶段中，城市人口用水普及率提升较为平缓，从 2008 年的 94.7% 增加到 2014 年的 97.6%，增加了 2.9 个百分点，年均递增 0.48 个百分点。由此可见，中国城市人口用水普及率进入了平稳发展阶段。

2. 城市居民人均日生活用水量变化情况

城市居民人均日生活用水量是指每一用水人口平均每天的生活用水量，由此可见，这个定义指的是使用公共供水设施或自建供水设施供水的，城市居民家庭日常生活使用的自来水。该定义包含了三层含义：一是用水人口为城市居民；二是用水地点是城市居民家庭；三是用水性质是维持日常生活使用的自来水。

图 3-21 是 2000~2014 年中国城市人均日生活用水量的变化情况，从中可以看出，中国城市人均日生活用水量呈现出明显的

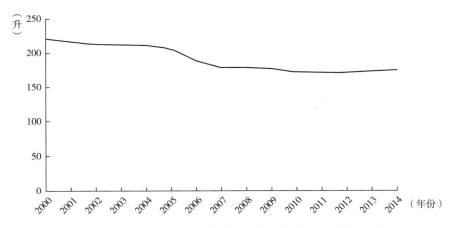

图 3-21　2000~2014 年中国城市人均日生活用水量

资料来源：《2015 中国统计年鉴》。

下降态势，从 2000 年的 220.2 升/人·日下降到 2014 年的 173.7 升/人·日，减少了 46.5 升/人·日，下降 21.12%。城市居民人均日生活用水量的下降可能有两方面的原因：一是城市居民节约用水意识的提高；二是节水设施与技术的推广与应用。

中国城市居民人均日生活用量的变化也具有明显的阶段性特征。

（1）第一阶段（2000～2003 年）：缓慢降低阶段。城市居民人均日生活用量从 2000 年的 220.2 升/人·日下降到 2003 年的 210.9 升/人·日，下降了 9.3 升/人·日，下降 4.22%；年均下降 3.1 升/人·日，年均下降比例为 1.41%。

（2）第二阶段（2004～2011 年）：快速下降阶段。城市居民人均日生活用水量从 2004 年的 210.8 升/人·日下降到 2011 年的 170.4 升/人·日，下降了 39.9 升/人·日，下降 18.93%；年均下降 5.7 升/人·日，年均下降比例为 2.70%。

（3）第三阶段（2012～2014 年）：缓慢恢复阶段。城市居民人均日生活用量从 2012 年的 171.8 升/人·日缓慢增加到 2014 年的 173.7 升/人·日，增加了 1.9 升/人·日，增加 1.11%；年均增加 0.95 升/人·日，年均增加比例为 0.55%。

（二）省级层面上城市居民饮水状况分析

1. 城市饮水普及率情况分析

由于不同省（区、市）水资源条件、社会经济条件及居民用水理念等表现出明显的差异性，因此，在城市饮水普及率方面存在一定的区别。前面已经提到，2014 年，中国城市饮水普及率平均为 97.6%，将每个省（区、市）的相应比例与中国平均水平进行对比分析，并将分析结果分为两类：一类是低于中国平均比例；一类是高于中国平均比例（见表 3 - 15）。

表 3 - 15　2014 年不同省（区、市）城市饮水普及率情况

	东部地区（11）	中部地区（8）	西部地区（12）
低于中国平均水平（12）	广东	河南、吉林、黑龙江	西藏、四川、广西、贵州、甘肃、陕西、重庆、宁夏
高于中国平均水平（19）	海南、辽宁、河北、福建、江苏、山东、浙江、北京、天津、上海	江西、湖南、山西、安徽、湖北	内蒙古、云南、新疆、青海

资料来源：根据《中国城乡统计年鉴 2014》整理得到。

从表 3 - 15 可以看出，城市饮水普及率低于中国平均水平的省（区、市）有 12 个，其中，东部地区 1 个省，中部地区 3 个省，西部地区 8 个省（区、市）；城市饮水普及率高于中国平均水平的省（区、市）有 19 个，其中，东部地区 10 个省（市），中部地区 5 个省，西部地区 4 个省（区）。

在城市饮水普及率低于中国平均水平的 12 个省（区、市）中，最低的是西藏，城市饮水普及率为 89.07%，也是中国 31 个省（区、市）中唯一一个城市饮水普及率低于 90% 的省（区），其次是四川、河南，分别为 91.12%、92.99%；在城市饮水普及率高于中国平均水平的 19 个省（区、市）中，北京、天津、上海三个直辖市实现了城市饮水全覆盖，同样处于东部地区的河北、福建、江苏、山东、浙江 5 省，城市饮水普及率也达到了 99% 以上。这些数据表明，东部地区依靠其经济实力，在解决城市饮水方面走在了中国的前列。

2. 城市居民人均日生活用水量分析

（1）与中国平均水平比较分析。

2014 年，中国城市居民人均日生活用水量的平均水平为 173.7 升，采取与上面分析城市饮水普及率相同的方法，将每个省（区、市）城市居民人均日生活用水量与中国平均水平进行对比分析，并将分析结果分为两类：一类是低于中国平均水平；一类是高于中国平均水平，并按照各省（区、市）的地域分布，汇总于表 3－16。

表 3－16　2014 年不同省（区、市）城市居民生活用水量情况

单位：升/人·日

	东部地区（11）	中部地区（8）	西部地区（12）
低于中国平均水平（17）	河北、天津、辽宁、山东	河南、山西、吉林、安徽、黑龙江	内蒙古、云南、重庆、甘肃、宁夏、陕西、贵州、新疆
高于中国平均水平（14）	福建、上海、北京、浙江、江苏、海南、广东	江西、湖南、湖北	青海、四川、广西、西藏

资料来源：根据《中国城乡统计年鉴 2014》整理得到。

从表 3－16 可以看出，城市居民日均生活用水量低于中国平均水平的省（区、市）有 17 个，其中，东部地区 4 个省（市），中部地区 5 个省，西部地区 8 个省（区、市）；城市居民日均生活用水量高于中国平均水平的省（区、市）有 14 个，其中，东部地区 7 个省（市），中部地区 3 个省，西部地区 4 个省（区）。

在城市居民日均生活用水量低于中国平均水平的 17 个省（区、市）中，最低的是内蒙古，城市居民日均每人生活用水量为 103.5 升，其次是河南和山西，分别为 107.4 升、114.6 升；在 14

个城市居民日均生活用水量高于中国平均水平的省（区、市）中，最高的西藏自治区，为 329 升，其次是广东、海南，分别为 247.8 升、243.5 升。

（2）与区域城市居民饮水量标准比较分析。

中国地域辽阔，不同区域之间自然条件、社会经济水平、民俗文化以及生活习俗等差异甚大。根据《建筑气候区划标准》（GB50178—1993），结合中国行政区划，并充分考虑地理环境因素，力求在同一区域内的城市经济水平、气象条件、降水量，能够处于一个基本相同的数量级上，使分区分类具有较强的科学性和可操作性，把中国 31 个省（区、市）划分成了如下六个区域：

第一区：黑龙江、吉林、辽宁、内蒙古；

第二区：北京、天津、河北、山东、河南、山西、陕西、宁夏、甘肃；

第三区：湖北、湖南、江西、安徽、江苏、上海、浙江、福建；

第四区：广西、广东、海南；

第五区：重庆、四川、贵州、云南；

第六区：新疆、西藏、青海。

每个区城市居民生活用水量标准见表 3 - 17。

表 3 - 17　城市居民生活用水量标准

单位：升/人·日

地域分区	日用水量	适用范围		
		东部地区	中部地区	西部地区
一	80 ~ 135	辽宁	黑龙江、吉林	内蒙古
二	85 ~ 140	北京、天津、河北、山东	河南、山西	陕西、宁夏、甘肃

续表

地域分区	日用水量	适用范围		
		东部地区	中部地区	西部地区
三	120~180	上海、江苏、浙江、福建	江西、湖北、湖南、安徽	
四	150~220	广东、海南		广西
五	100~140			重庆、四川、贵州、云南
六	75~125			新疆、西藏、青海

资料来源：中华人民共和国建设部：《城市居民生活用水量标准》，2002年9月16日。

有关统计资料表明，2014年，中国城市居民人均日生活用水量为173.7升。各省（区、市）城市居民人均日生活用水量差异性较大，高于中国城市居民人均日生活用水量平均水平的有14个省（区、市）。在这14个省（区、市）中，东部地区有7个省（市），分别为广东、海南、江苏、浙江、北京、上海、福建；中部地区有3个省，分别为湖北、湖南、江西；西部地区有4个省（区），分别为西藏、广西、四川、青海。其中，西藏自治区城市居民人均日生活用水量最高，达到了329升，广东省、海南省城市居民人均日用水量紧随其后，分别为247.8升、243.5升。城市居民人均日用水量最低的3个省区分别为内蒙古自治区（103.5升）、河南省（107.4升）、山西省（114.6升）。2014年，各省区市城市居民日均生活用水量见图3－22。

各省（区、市）城市居民人均生活用水量是否达到了所规定的城市居民生活用水量标准？为此，本书将2014年各省（区、市）城市居民人均日生活用水量与相应的城市居民日生活用水量标准进行比较，结果见表3－18。

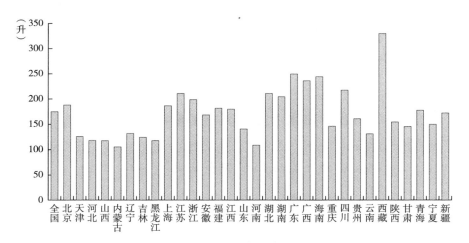

图 3 – 22　2014 年各省（区、市）城市居民人均日生活用水量

资料来源：《2015 中国统计年鉴》。

表 3 – 18　2014 年省（区、市）城市居民人均日生活用水量实现程度

与标准相比	东部地区（11）	中部地区（8）	西部地区（12）
标准值上限之内（12）	河北、天津、辽宁、山东	河南、山西、安徽、吉林、江西、黑龙江	内蒙古、云南
超过标准值上限（19）	福建、上海、浙江、海南、广东、江苏、北京	湖南、湖北	重庆、甘肃、宁夏、陕西、广西、贵州、新疆、青海、四川、西藏

资料来源：根据《中国城乡建设统计年鉴 2014》整理得到。

从表 3 – 18 可以看出，有 12 个省区市城市人均日生活用水量还没有达到城市居民生活用水量标准的上限，其中，东部地区有 4 个省（市），即河北、天津、辽宁、山东；中部地区有 6 个省，即河南、山西、黑龙江、安徽、吉林、江西；西部地区有 2 个省（区），即内蒙古、云南。其余 19 个省（区、市）城市人均日生活用水量超过了城市居民生活用水量标准的上限，其中，东部地区有 7 个省（市），即福建、上海、浙江、海南、广东、江苏、北京；中部地区有 2 个省，即湖南、湖北；西部地区有 10 个省区市，即重庆、甘肃、宁夏、陕西、广西、贵州、新疆、青海、四川、西藏。

二 中国县城居民饮水安全状况分析

（一）国家层面上县城饮水安全状况

1. 县城用水普及率变化情况

统计资料表明，中国县城用水普及率呈现出明显的增加态势，从 2000 年的 84.83% 提高到 2014 年的 88.89%，增加了 4.06 个百分点（见图 3-23）。从中可以看出，中国县城用水普及率的变化也表现出一定的阶段性特征。

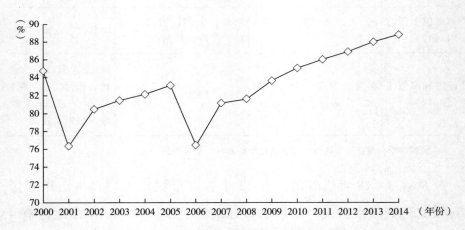

图 3-23 2000～2014 年中国县城用水普及率

资料来源：《2015 中国统计年鉴》。

纵观中国县城用水普及率的变化态势，除了 2001 年、2006 年各有一个陡减之外，可以划分为两个明显的增加阶段。

（1）第一阶段（2001～2005 年）：这个阶段中，县城用水普及率从 2001 年的 76.45% 增加到 2005 年的 83.18%，增加了 6.73 个百分点，年均增加 1.68 个百分点。

（2）第二阶段（2006~2014 年）：这个阶段中，县城用水普及率从 2006 年的 76.43% 增加到 2014 年的 88.89%，增加了 12.46 个百分点，年均增加 1.56 个百分点。

2. 县城人均日生活用水量变化情况

图 3-24 是 2000~2014 年中国县城人均日生活用水量的变化情况，从中可以看出，中国县城人均日生活用水量呈现出先增加、后下降的态势，整个变化过程可以划分为如下三个阶段。

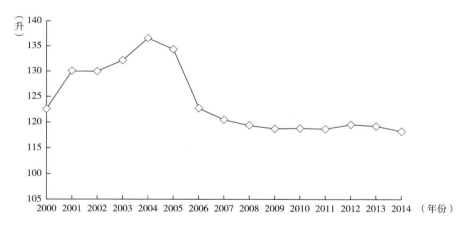

图 3-24　2000~2014 年中国县城人均日生活用水量

资料来源：《2015 中国统计年鉴》。

（1）第一阶段（2000~2004 年）：缓慢增加阶段。中国县城人均日生活用水量从 2000 年 122.7 升增加到 2004 年的 136.5 升，增加了 13.8 升，增加 11.25%，年均增加 2.81%。

（2）第二阶段（2004~2006 年）：快速下降阶段。中国县城人均日生活用水量从 2004 年的 136.5 升迅速下降到 2006 年的

122.7 升，回复到了 2000 年的水平。其间下降了 13.8 升，下降 10.11%，年均下降比例为 5.05%。

（3）第三阶段（2006～2014 年）：缓慢下降阶段。中国县城人均日生活用水量缓慢下降到 2014 年的 118.2 升，下降了 4.5 升，下降 3.67%，年均下降 0.46%。

（二）省级层面上县城用水状况分析

与城市居民饮水情况一样，中国县城用水情况也与自然资源条件、气候、社会经济条件以及文人条件等有关，因此，县城用水普及率以及县城人均日用水量也表现出一定的差异性。

1. 县城用水普及率情况分析

（1）不同区域县城用水普及率。

由表 3-19 可以看出，从区域来讲，县城用水普及率从东部地区、中部地区、西部地区呈现出依次递减的态势。与中国县城用水普及率的平均水平相比，只有东部地区县城用水普及率高于中国平均水平，达到了 95.50%，比后者高出 6.61 个百分点；中部地区、西部地区县城用水普及率分别比中国平均水平低 2.38 个百分点、4.28 个百分点。

表 3-19　中国不同区域县城用水普及率及人均日生活用水量

单位：升；%

地　区	人均日生活用水量		用水普及率	
	数值	与中国平均水平相比	比例	与中国平均水平相比
东部地区	131.6	13.4	95.50	6.61
中部地区	111.0	-7.2	86.51	-2.38

续表

地　区	人均日生活用水量		用水普及率	
	数值	与中国平均水平相比	比例	与中国平均水平相比
西部地区	108.5	-9.7	84.61	-4.28
全　国	118.2	—	88.89	—

注：表中数据不含北京、上海两个直辖市。

资料来源：根据《中国城乡建设统计年鉴 2014》整理得到。

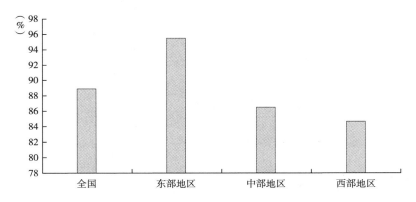

图 3 - 25　2014 年不同区域县城用水普及率

资料来源：《中国城乡建设统计年鉴 2014》。

（2）不同省（区、市）县城用水普及率。

2014 年，中国县城用水普及率平均为 88.89%，将每个省（区、市）县城用水普及率与该数据进行对比分析，并将分析结果分为两类：一类是低于中国平均水平；一类是高于中国平均水平，结果见表 3 - 20。

从表 3 - 20 可以看出，县城用水普及率低于中国平均水平的省（区、市）有 9 个，其中，东部地区 1 个省，中部地区 4 个省，西部地区 4 个省（区）；县城用水普及率高于中国平均水平的省（区、市）有 20 个，其中，东部地区 8 个省（市），中部地区 4 个省，西部地区 8 个省（区、市）。这些结果表明，29 个省（区、市）中，只有9个省（区）县城用水普及率低于中国平均水平，而且这些省（区）主要分布在中、西部地区，东部地区只有辽宁省县城用水普及率低于中国平均水平。

表3–20 2014年不同省（区、市）县城用水普及率情况

	东部地区（9）	中部地区（8）	西部地区（12）
低于中国平均水平（9）	辽宁	河南、吉林、湖南、黑龙江	西藏、四川、贵州、广西
高于中国平均水平（20）	广东、海南、河北、福建、山东、江苏、浙江、天津	湖北、安徽、江西、山西	云南、宁夏、甘肃、陕西、重庆、新疆、青海、内蒙古

注：表中不含北京、上海2个直辖市。

资料来源：根据《2015中国统计年鉴》整理得到。

在县城用水普及率低于中国平均水平的6个省（区、市）中，最低的是西藏，县城用水普及率仅为46.79%，其次是河南、吉林，分别为67.81%、74.97%；在县城用水普及率高于中国平均水平的20个省（区、市）中，天津市实现了县城用水全覆盖，同样处于东部地区的浙江、江苏两省，县城用水普及率均达到了99%以上，分别为99.74%、99.63%。

2. 县城人均日生活用水量情况分析

（1）不同区域县城人均日生活用水量。

由表3–20可以看出，从区域来讲，县城人均日生活用水量从东部地区、中部地区到西部地区，也呈现出依次递减的态势。与中国县城人均日生活用水量118.2升的平均水平相比，只有东部地区县城人均日生活用水量高于中国平均水平，达到了131.6升，比后者高出13.4升；中部地区、西部地区县城人均日生活用水量比

中国平均水平分别低 7.2 升、9.7 升 (见图 3－26)。

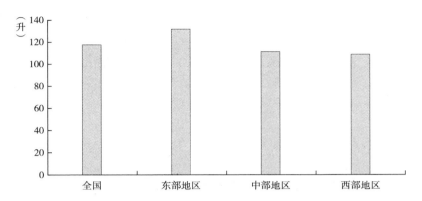

图 3－26　2014 年不同区域县城人均日生活用水量

资料来源：《2015 中国统计年鉴》。

（2）不同省（区、市）县城人均日生活用水量。

前面的分析已经提到，中国县城人均日生活用水量 118.2 升，将北京、上海 2 个直辖市之外的 29 个省（区、市）县城人均日生活用水量与此进行比较分析，也分为两类：一类是低于中国平均水平，另一类是高于中国平均水平，结果见表 3－21。

表 3－21　2014 年不同省（区、市）县城人均日生活用水量情况

	东部地区（9）	中部地区（8）	西部地区（12）
低于中国平均水平（17）	辽宁、天津、河北	山西、吉林、江西、河南、黑龙江	云南、贵州、重庆、陕西、甘肃、宁夏、青海、新疆、内蒙古
高于中国平均水平（12）	山东、江苏、广东、海南、浙江、福建	安徽、湖北、湖南	四川、广西、西藏

注：表中不含北京、上海 2 个直辖市。

资料来源：根据《2015 中国统计年鉴》整理得到。

从表 3－21 可以看出，县城人均日生活用水量低于中国平均水平的省（区、市）有 17 个，其中，东部地区 3 个省，中部地区 5 个省，西部地区 9 个省（区、市）；县城人均日生活用水量高于中国平均水平的省（区、市）有 12 个，其中，东部地区 6 个省，中部地区 3 个省，西部地区 3 个省（区）。这些结果表明，通过采取节约用水技术、节水观念普及等措施，实现了县城人均日生活用水量的下降。但还有一些省（区、市）依然高于中国平均水平，需要采取各种措施，降低县城人均日生活用水量。

三 中国建制镇居民饮水安全状况分析

（一）国家层面上建制镇饮水安全状况

1. 建制镇用水普及率变化情况

《中国城乡建设统计年鉴 2014》表明，中国建制镇用水普及率呈现出明显的增加态势，从 1990 年的 60.1% 提高到 2014 年的 82.8%，增加了 22.7 个百分点，年均增加 0.95 个百分点（见图 3-27）。

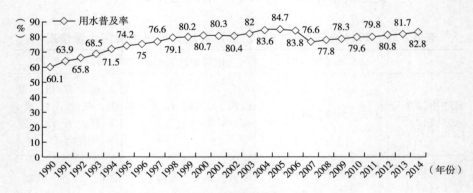

图 3-27　中国建制镇用水普及率变化

资料来源：《中国城乡建设统计年鉴 2014》。

从中可以看出，中国建制镇用水普及率的变化也表现出一定的阶段性特征，具体阶段划分见表 3 - 22。

表 3 - 22　中国建制镇用水普及率变化的阶段划分

时　间	阶　段	增加百分点	年均增加百分点
1990 ~ 1999	快速增加	20.1	2.23
1999 ~ 2002	缓慢增加	0.2	0.07
2002 ~ 2005	中速增加	4.3	1.43
2005 ~ 2007	急剧下降	- 8.1	- 4.05
2007 ~ 2014	稳步恢复	6.2	0.89

资料来源：根据《中国城乡建设统计年鉴 2014》计算整理得到。

2. 建制镇人均日生活用水量变化情况

从数据来看，中国建制镇人均日生活用水量远低于城市、县城人均日生活用水量。2014 年，中国建制镇人均日生活用水量为98.7 升，比 1990 年的 74.3 升增加了 24.4 升，增长 32.84%；年均增加了 1.0 升，年均增长 1.37%。1990 年以来，中国建制镇人均日生活用水量的变化情况见图 3 - 28。由此可以看出，与城市人均

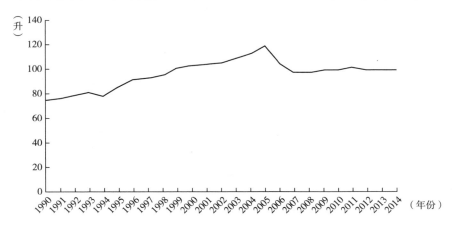

图 3 - 28　中国建制镇人均日生活用水量变化

资料来源：《中国城乡建设统计年鉴 2014》。

日生活用水量、县城人均日生活用水量相比，中国建制镇人均生活用水量并没有表现出明显的下降态势，相反还处于增加的态势，但增加的幅度在减缓。初步判断，其原因一是建制镇过去的饮水条件较差，人均日用水量只能维持在较低的水平，而在改善饮水条件之后，实现了人均日用水量的自然增加；二是居民的节约用水理念在一定程度上较缺乏，节水技术的推广应用还没有普及。

纵观中国建制镇人均日生活用水量的变化态势，可以将其划分为明显的 3 个阶段，每个阶段的变化特征综合到表 3 – 23。

表 3 – 23　中国建制镇人均日生活用水量变化的阶段划分

单位：升；%

时　间	阶　段	增加量		增长率	
		期间	年均	期间	年均
1990～2005	快速增加	44.1	2.94	59.35	3.96
2005～2007	急剧下降	-21.3	-10.65	-17.99	-8.99
2007～2014	稳步恢复	1.6	0.23	1.65	0.24

资料来源：根据《中国城乡建设统计年鉴 2014》计算整理得到。

（二）区域层面上建制镇居民用水状况分析

与城市居民用水、县城居民用水等情况一样，中国建制镇居民用水情况也与自然资源条件、气候、社会经济条件以及文人条件等有关，因此，不同区域建制镇用水普及率以及人均日用水量也表现出一定的差异性。

1. 建制镇用水普及率情况分析

由表 3 – 24 可以看出，2014 年，中国建制镇用水普及率为82.8%，只有东部地区建制镇用水普及率高于中国平均水平 4 个百分点，达到了 86.8%；中部地区、西部地区建制镇用水普及率分别为 77.2%、78.6%，分别低于中国平均水平 5.6 个百分点、4.2 个百分点。从建制镇用水普及率的动态变化来看，与 2007 年相比，中国平均水平提高了 6.2 个百分点，中部地区建制镇用水普及率提高的幅度最大，提高了 7.9 个百分点，西部地区也提高了 5.7 个百分点，而东部地区只提高了 4.0 个百分点，这可能与东部地区建制镇用水普及率本底较高有关系，进一步提升用水普及率的空间相比于其他两个地区较小。这些数据表明，无论是东部地区，还是中部地区、西部地区，建制镇用水普及率都在增加，只是提高的幅度有所差异，其对比情况见图 3 - 29。

表 3 - 24　不同区域建制镇用水普及率比较

单位:%

区　　域	2007 年	2014 年	变化量
东部地区	82.8	86.8	4.0
中部地区	69.4	77.2	7.9
西部地区	72.9	78.6	5.7
全　　国	76.6	82.8	6.2

资料来源：根据《中国城乡建设统计年鉴 2014》《2015 中国统计年鉴》计算整理得到。

2. 建制镇人均日生活用水量情况分析

不同区域建制镇人均日生活用水量也表现出明显的差异性（见表 3 - 25）。2014 年，中国建制镇人均日生活用水量平均为 98.68 升，东部地区建制镇人均日生活用水量高于中国平均水平，达到了 105.37 升，而中部地区、西部地区建制镇人均日生活用水量均低于中国平均水平，分别为 87.85 升、79.33 升，也就是说，建制镇人均日生活用水量呈现出从东部、中部到西部地区依次递

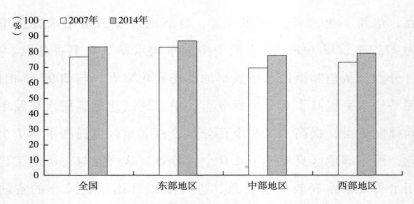

图 3 – 29   不同区域建制镇用水普及率比较

资料来源:《中国城乡建设统计年鉴 2014》《2015 中国统计年鉴》。

减的态势,与 2007 年区域特征一致。

表 3 – 25   不同区域建制镇人均日生活用水量比较

单位:升;%

区　　域	2007 年	2014 年	变化量	变化率
东部地区	103.1	105.37	2.27	2.20
中部地区	81.45	87.85	6.40	7.86
西部地区	81.0	79.33	– 1.67	– 2.06
全　　国	97.1	98.68	1.58	1.63

资料来源:根据《中国城乡建设统计年鉴 2014》《2015 中国统计年鉴》计算整理得到。

从动态来看,2014 年与 2007 年相比,中国建制镇人均日生活用水量增加了 1.58 升,增长 1.63%。不同区域则表现出不同的变化态势,东部地区、中部地区建制镇人均日生活用水量都是增加的,而西部地区建制镇人均日生活用水量是减少的。变化的绝对量上,东部地区建制镇人均日生活用水量增加量为 2.27 升,远远低于中部地区的增加量 6.40 升;变化的相对量上,东部地区增加了 2.20%,中部地区增加了 7.86%;同期,西部地区建制镇人均日生活用水量减少了 1.67 升，减少 2.06%。不同区域建制镇人均日用水量直观比较见图 3 - 30。

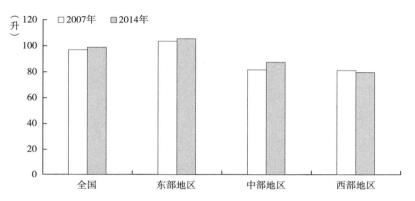

图 3 - 30　不同区域建制镇人均日生活用水量比较

资料来源：《中国城乡建设统计年鉴 2014》《2015 中国统计年鉴》。

（三）省级层面上建制镇用水状况分析

1. 建制镇用水普及率情况分析

2014 年，中国建制镇用水普及率平均为 82.8%，将每个省（区、市）建制镇用水普及率与该数据进行对比分析，并将分析结果分为两类：一类是低于中国平均水平；一类是高于中国平均水平，结果见表 3 - 26。

从表 3 - 26 可以看出，建制镇用水普及率低于中国平均水平的省（区、市）有 16 个，其中，东部地区 3 个省，中部地区 5 个省，西部地区 8 个省（区）；建制镇用水普及率高于中国平均水平的省（区、市）有 14 个，其中，东部地区 8 个省（市），中部地区 3 个省，西部地区 3 个省（区、市）。这些结果表明，东部地区以经济实力为基础，在建制镇用水方面做得相对较好、较多的省（市）建制镇用水普及率都高于中国平均水平，相对来说，西部地区正是由于建制镇用水普及率还低于中国平均水平，在未来发展中具有较好潜力，特别是在"十三五"期间，建制镇用水普及率将会有一个较大的提高。

在建制镇用水普及率低于中国平均水平的 16 个省（区、市）中，最低的是内蒙古，建制镇用水普及率为 65.39%，其次是江西（68.4%）、安徽（70.41%）；在建制镇用水普及率高于中国平均水平的 14 个省（区、市）中，排在第一位的是江苏，为 96.72%，其次分别是天津（94.14%）、上海（93.86%）。各省（区、市）建制镇用水普及率情况见图 3 - 31。

表 3 - 26　2014 年不同省（区、市）建制镇用水普及率情况

	东部地区（11）	中部地区（8）	西部地区（11）
低于中国平均水平（16）	辽宁、河北、浙江	江西、安徽、湖南、吉林、河南	内蒙古、甘肃、宁夏、青海、陕西、贵州、四川、新疆
高于中国平均水平（14）	海南、广东、北京、福建、山东、上海、天津、江苏	黑龙江、湖北、山西	云南、广西、重庆

注：表中不含西藏自治区。
资料来源：根据《2015 中国统计年鉴》整理得到。

2. 建制镇人均日生活用水量情况分析

2014 年，中国建制镇人均日生活用水量为 98.68 升，与此相比较，每个省（区、市）建制镇人均日生活用水量的评价结果见表 3 - 27。

从表 3 - 27 可以看出，建制镇人均日生活用水量低于中国平均水平的省（区、市）有 20 个，其中，东部地区 4 个省，中部地区 6 个省，西部地区 10 个省（区、市）；建制镇人均日生活用水量高于中国平均水平的省（区、市）有 10 个，其中，东部地区 7 个省

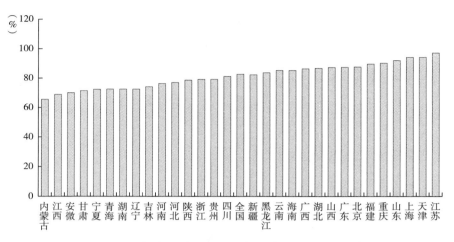

图 3－31　各省（市、区）建制镇用水普及率情况

资料来源：《2015 中国统计年鉴》。

（市），中部地区 2 个省，西部地区 1 个省（区）。这些结果表明，建制镇人均日生活用水量高于中国平均水平的多集中在经济发达的东部地区，而低于中国平均水平的多集中在中、西部地区，特别是广大的西部地区的省（区、市），由于水资源短缺，再加上经济相对落后，建制镇人均日用水量低于中国平均水平。

表 3－27　2014 年不同省（区、市）建制镇人均日生活用水量情况

	东部地区（11）	中部地区（8）	西部地区（11）
低于中国平均水平（20）	河北、山东、天津、辽宁	黑龙江、山西、吉林、河南、江西、湖北	甘肃、陕西、青海、宁夏、新疆、云南、重庆、四川、贵州、内蒙古
高于中国平均水平（10）	海南、江苏、北京、福建、浙江、广东、上海	安徽、湖南	广西

注：表中不含西藏自治区。

资料来源：根据《2015 中国统计年鉴》整理得到。

在 20 个建制镇人均日生活用水量低于中国平均水平的省

（区、市）中，最低的是甘肃，人均日生活用水量仅为 56.15 升，其次是陕西（57.34 升）、内蒙古（57.35 升），均是西部地区的省区。在 10 个建制镇人均日生活用水量高于中国平均水平的省（区、市）中，排在第一位的是上海，为 143.19 升，其次分别是广东（136.41 升）、浙江（127.74 升）。各省（区、市）建制镇用水普及率情况见图 3－32。

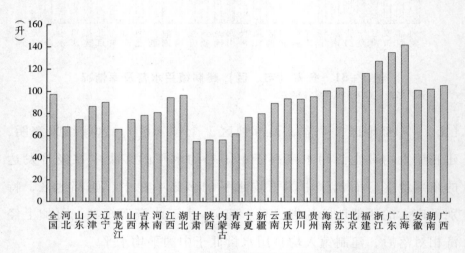

图 3－32　各省（区、市）建制镇人均日生活用水量情况

资料来源：《2015 中国统计年鉴》。

四　中国乡饮水安全状况分析

（一）国家层面上乡饮水安全状况

1. 乡用水普及率变化情况

在国家层面，从 1990 年到 2014 年，中国乡用水普及率总体上呈现递增的态势，从 35.7% 增加到 69.3%，增加了 33.6 个百分点。纵观整个过程，中国乡用水普及率的变化可以划分为如下三个阶段。

第一阶段（1990～2005）：波动增长阶段。在这个阶段，中国乡用水普及率总体上是增加的，从1990年的35.7%增加到2005年的67.2%，增加了31.5个百分点。但期间也有一定的波动，如1994年的下降。

第二阶段（2006～2007）：快速下降阶段。在这个阶段，中国乡用水普及率急剧下降到2007年的59.1%，下降了8.1个百分点。

第三阶段（2008～2014）：稳定增加阶段。在这个阶段，中国乡用水普及率呈现出明显的递增态势，一直增加的2014年的69.3%，增加了10.2个百分点（见图3-33）。

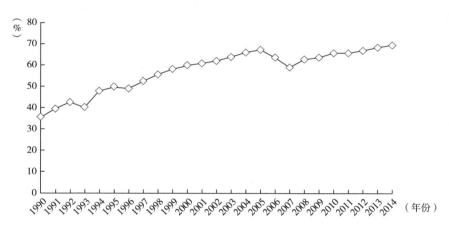

图3-33　1990～2014年中国乡用水普及率变化情况
资料来源：《中国城乡建设统计年鉴2014》。

2. 乡人均日生活用水量变化情况

中国乡人均日生活用水量从1990年到2014年，总体上呈现出增加的态势，从53.4升提升到83.1升，增长了29.7升，增长55.62%（见图3-34）。对广大乡村饮水安全问题，中国政府一直非常重视，并采取了一系列政策措施，极大地推动了乡级人均日

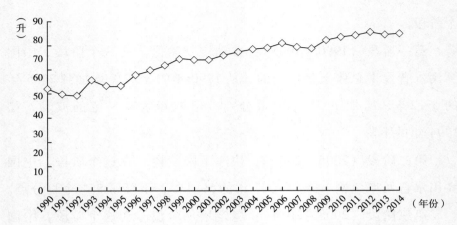

图 3 – 34　1990～2014 年中国乡人均日生活用水量变化情况

资料来源：《中国城乡建设统计年鉴 2014》。

生活用水量的提高。

　　纵观 1990～2014 年期间的变化曲线，可以发现，期间波动较为频繁，如 1990 年到 1992 年的递减，到 1993 年有一定的增加，随后又降低到 1996 年；此后，连续增加了 4 年，一直到 1999 年，紧接着出现了连续 2 年的迟缓递减，一直到 2001 年；然后，又出现了 5 年的连续增加，一直到 2006 年，2 年递减之后，出现了连续 4 年的增加，紧接着又有 2 年的递减。从变化特征来看，一个明显的特点就是，乡人均日生活用水量递减的周期较短，基本上是持续 2 年，而增加的周期相对较长，一般在 4～5 年。

专栏 3 – 4：宁夏回族自治区中宁县农村饮水工程给力美丽乡村建设 ···

　　民以食为天，食以水为先。近年来，宁夏回族自治区中宁县立足县情，攻坚克难，倾情挥写"水文章"，凝心聚力保民生，兑现了对群众"兴水惠民"的庄严承诺，实现了群众梦寐以求的用水期盼。

实施农村饮水安全工程，让杞乡群众喝上安全水。投资1095万元建成中宁县大战场农村饮水安全改造工程。解决了大战场镇马莲梁、清河、唐圈、大战场、红宝、兴业、元丰、东盛、花豹湾、长山头、石喇叭等11个村及镇区13640户58650人的饮水问题。投资4211.2万元建成中宁县河南六乡镇农村饮水安全工程。解决了中宁县白马、鸣沙、恩和、新堡、宁安、舟塔等6个乡镇54个行政村、3个林场以及青铜峡市跃进村、新田村群众共计23900户13.55万人的饮水问题。投资1123万元建成中宁县余丁农村饮水安全工程。解决了余丁乡、石空镇9个行政村5409户21638人的饮水问题。目前正在实施中宁县白路等村自来水入户改造工程。工程投资1473万元，建成后将解决中宁县白马、鸣沙、恩和、新堡、宁安、舟塔、石空7个乡镇8074户34266人的饮水问题。

中宁县委、县政府和水利部门把农村饮水安全作为一项最基本的民生工程，积极稳步推进农村饮水安全工程建设，让杞乡群众喝上干净、卫生、安全的自来水。农村饮水安全工程的建成提高了杞乡群众幸福指数，为美丽乡村建设奠定了坚实的基础。

资料来源：中宁党政门户网，http：//www. nxzn. gov. cn/xwzx/znxw/201507/t20150709_ 3439075.html，2015年7月10日。

（二）区域层面上乡饮水安全状况

1. 乡用水普及率变化情况

由表 3 - 28 可以看出，2014 年，中国乡用水普及率为

69.26%，远远低于城市、县城、建制镇的用水普及率。东部地区乡用水普及率高于中国平均水平 14.95 个百分点，达到了 84.21%；中部地区、西部地区乡用水普及率分别为 66.54%、68.76%，分别低于中国平均水平 2.73 个百分点、0.5 个百分点。

从乡用水普及率的动态变化来看，与 2007 年相比，中国平均水平提高了 10.16 个百分点，东部地区乡用水普及率提高了 12.91 个百分点，中部地区、西部地区分别提高了 13.96 个百分点、10.66 个百分点。这些数据表明，无论是东部地区，还是中部地区、西部地区，乡用水普及率都在增加，普及率提高的幅度都高于建制镇，一方面是由于国家对广大乡村饮水安全的日益关注；另一方面是由于乡用水条件相对建制镇来说还处于较低水平，普及率本来就低下。

表 3 - 28　不同区域乡用水普及率比较

单位：%

区　　域	2007 年	2014 年	变化量
东部地区	71.3	84.21	12.91
中部地区	52.6	66.54	13.96
西部地区	58.1	68.76	10.66
全　　国	59.1	69.26	10.16

资料来源：根据《中国城乡建设统计年鉴 2014》《2015 中国统计年鉴》计算整理得到。

2. 乡人均日生活用水量变化情况

不同区域乡人均日生活用水量也表现出明显的差异性（见表 3 - 29）。2014 年，中国乡人均日生活用水量平均为 83.08 升，东部地区乡人均日生活用水量高于中国平均水平，达到了 95.58 升，中部地区乡人均日生活用水量基本与中国平均水平持平，为

83.37 升，西部地区乡人均日生活用水量相对较低，仅有 72.95 升，比中国平均水平低 10.13 升。这些数据表明，乡人均日生活用水量呈现出从东部、中部到西部地区，依次递减的态势，与 2007 年区域特征有所不同。

从动态来看，2014 年与 2007 年相比，中国乡人均日生活用水量增加了 6.98 升，增长 9.17%。不同区域则表现出不同的变化特征，东部地区、西部地区乡人均日生活用水量都有所减少，特别是西部地区，乡人均日生活用水量减少了 7.45 升，只有东部地区的乡人均日生活用水量有一定的增加，增加 3.97 升；从变化的相对量来看，东部地区减少了 0.23%，西部地区减少了 9.27%，中部地区增加了 5.00%。

表 3 – 29　不同区域乡人均日生活用水量比较

单位：升；%

区　　域	2007 年	2014 年	变化量	变化率
东部地区	95.8	95.58	− 0.22	− 0.23
中部地区	79.4	83.37	3.97	5.00
西部地区	80.4	72.95	− 7.45	− 9.27
全　　国	76.1	83.08	6.98	9.17

资料来源：根据《中国城乡建设统计年鉴 2014》《2015 中国统计年鉴》计算整理得到。

（三）省级层面上乡饮水安全状况

1. 乡用水普及率变化情况

2014 年，中国乡用水普及率平均为 69.26%，将每个省（区、市）乡用水普及率与该数据进行对比分析，并将分析结果分为两类：一类是低于中国平均水平；一类是高于中国平均水平，结果见表 3 - 30。

表 3 - 30　2014 年不同省（区、市）乡用水普及率情况

	东部地区（11）	中部地区（8）	西部地区（11）
低于中国平均水平（12）	辽宁、河北	吉林、湖南、安徽、江西、河南	青海、甘肃、四川、陕西、内蒙古
高于中国平均水平（18）	浙江、广东、山东、福建、天津、海南、北京、江苏、上海	黑龙江、湖北、山西	宁夏、新疆、重庆、贵州、云南、广西

资料来源：根据《2015 中国统计年鉴》整理得到。注：表中不含西藏自治区。

从表 3 - 30 可以看出，乡用水普及率低于中国平均水平的省（区、市）有 12 个，其中，东部地区 2 个省，中部地区 5 个省，西部地区 5 个省（区）；乡用水普及率高于中国平均水平的省（区、市）有 18 个，其中，东部地区 9 个省（市），中部地区 3 个省，西部地区 6 个省（区、市）。

在乡用水普及率低于中国平均水平的 12 个省（区、市）中，最低的是青海，乡水普及率仅为 46.78%，其次是辽宁（47.56%）、吉林（49.22%）；在乡用水普及率高于中国平均水平的 18 个省（区、市）中，排在第一位的是上海，为 99.12%，近乎实现了全覆盖；其次分别是江苏（97.07%）、北京（95.24%）。各省（区、市）乡用水普及率情况见图 3 - 35。

2. 乡人均日生活用水量变化情况

2014 年，中国乡人均日生活用水量为 83.08 升，与此相比较，每个省（区、市）乡人均日生活用水量的评价结果见表 3 - 31。

从表 3 - 31 可以看出，乡人均日生活用水量低于中国平均水平的省（区、市）有 14 个，其中，东部地区 3 个省，中部地区 4 个

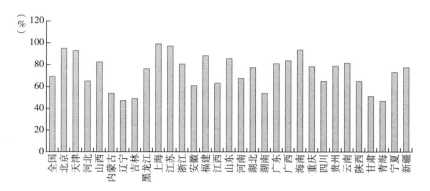

图 3 – 35 各省（市、区）乡用水普及率对比情况

资料来源：《2015 中国统计年鉴》。

省，西部地区 7 个省（区）；乡人均日生活用水量高于中国平均水平的省（区、市）有 16 个，其中，东部地区 8 个省（市），中部地区 4 个省，西部地区 4 个省（区、市）。由此可见，乡人均日生活用水量高于中国平均水平的多集中在经济发达的东部地区，而低于中国平均水平的多集中在中、西部地区。

表 3 – 31 2014 年不同省（区、市）乡人均日生活用水量情况

	东部地区（11）	中部地区（8）	西部地区（11）
低于中国平均水平（14）	北京、河北、山东	吉林、河南、山西、黑龙江	陕西、甘肃、宁夏、青海、新疆、四川、内蒙古
高于中国平均水平（16）	海南、辽宁、天津、福建、江苏、浙江、广东、上海	江西、湖北、安徽、湖南	重庆、贵州、云南、广西

注：表中不含西藏自治区。

资料来源：根据《2015 中国统计年鉴》整理得到。

在乡人均日生活用水量低于中国平均水平的 14 个省（区、市）中，最低的是陕西，人均日生活用水量仅为 53.45 升，其次是内蒙古（53.69 升）、甘肃（54.10 升），均是西部地区的省区。在乡人均日生活用水量高于中国平均水平的 16 个省（区、市）中，排在第一位的是上海，为 138.05 升，其次分别是广东（119.62 升）、浙江（116.43 升）。各省（区、市）建制镇用水普及率情况见图 3-36。

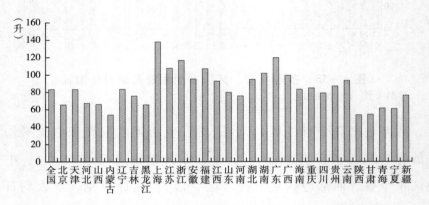

图 3 - 36　各省（区、市）乡人均日生活用水量对比情况

资料来源：《2015 中国统计年鉴》。

五　中国农村居民饮水安全状况分析

（一）国家层面上行政村饮水安全状况

1. 行政村用水普及率变化情况

从表 3 - 32 可以看出，2014 年中国行政村用水普及率达到了 61.55%，但这个数据远远低于城市、县城、建制镇以及乡用水普及率。近些年，中国政府十分关注农村安全饮水工作，并采取了一系列的政策措施，极大地改善了广大农村居民的饮水条件。与 2007 年相比，行政村用水普及率得到了较大提高，增加了 16.89 个百分点，年均增长 2.41 个百分点，成效相当显著，但进一步改善的潜力依然很大，而且与 2020 年全面建成小康社会目标之间的差距更大。

表 3 - 32　中国行政村用水普及率及人均日生活用水量变化情况

单位：升；%

行政村	2007 年	2014 年	变化量	变化率
用水普及率	44.66	61.55	16.89	—
人均日生活用水量	77.4	72.75	- 4.65	- 6.01

资料来源：根据《中国城乡建设统计年鉴 2014》《中国城乡建设统计年鉴 2007》计算整理得到。

与城市、县城、建制镇以及乡用水普及率相比，行政村的用水普及率还是较低，彼此之间的差异矩阵见表 3 - 33。

表 3 - 33　中国行政村用水普及率的差距矩阵

单位：%

	人均日生活用水量	城市	县城	建制镇	乡	行政村
城　市	97.6	—	- 8.71	- 14.8	- 28.31	- 36.05
县　城	88.89	8.71	—	- 6.09	- 19.6	- 27.34
建制镇	82.8	14.8	6.09	—	- 13.51	- 21.25
乡	69.29	28.31	19.6	13.51	—	- 7.74
行政村	61.55	36.05	27.34	21.25	7.74	—

资料来源：根据《中国城乡建设统计年鉴 2014》计算整理得到。

2. 行政村人均日生活用水量变化情况

2014 年，中国行政村人均日生活用水量为 72.75 升，与城市、县城、建制镇以及乡人均日生活用水量之间存在显著的差距，为此做出彼此之间的矩阵表（见表 3 - 34）。由此可以看出，行政村与城市、县城、建制镇、乡相比，其人均日生活用水量分别低 100.95 升、45.45 升、25.93 升、10.33 升。就行政村人均日生活用水量的变化来看，与 2007 年相比，下降了 4.65 升，减少 6.01%。

表 3 –34   中国人均日生活用水量的差距矩阵

单位：升

	人均日生活用水量	城市	县城	建制镇	乡	行政村
城　　市	173.7	—	– 55.5	– 75.02	– 90.62	– 100.95
县　　城	118.2	55.5	—	– 19.52	– 35.12	– 45.45
建制镇	98.68	75.02	19.52	—	– 15.6	– 25.93
乡	83.08	90.62	35.12	15.6	—	– 10.33
行政村	72.75	100.95	45.45	25.93	10.33	—

资料来源：根据《中国城乡建设统计年鉴2014》计算整理得到。

（二）区域层面上行政村饮水安全状况

1. 行政村用水普及率变化情况

不同区域行政村用水普及率存在明显的差异性，2014 年，东部地区行政村用水普及率为 82.8%，中部地区、西部地区行政村用水普及率分别为 33.8%、40.5%，均低于东部地区。从动态变化来看，无论是东部地区，还是中部地区、西部地区，2014 年的行政村用水普及率均比 2007 年有所提高，其中西部地区提高了 20.0 个百分点，东部地区、中部地区也分别提高了 13.1 个百分点、17.0 个百分点（见表 3 –35）。

表 3 –35   不同区域行政村用水普及率比较

单位：%

区　　域	2007 年	2014 年	变化量
东部地区	69.7	82.8	13.1
中部地区	33.8	50.8	17.0
西部地区	40.5	60.5	20.0

资料来源：根据《中国城乡建设统计年鉴2014》《中国城乡建设统计年鉴2007》计算整理得到。

2. 行政村人均日生活用水量变化情况

前面的分析已经看出，中国行政村人均日生活用水量不但远远低于城市、县城、建制镇、乡，而且不同区域之间行政村人均日生活用水量也存在着明显的差异性。2014 年，行政村人均日生活用水量从东部地区，到中部地区、西部地区呈现出明显的递减特征，分别为 82.1 升、67.9 升、65.7 升。

与 2007 年相比，东部地区、中部地区行政村人均生活用水量有所下降，分别降低了 13.7 升、2.9 升，分别降低 14.32%、4.09%。而西部地区行政村人均日生活用水量几乎没有什么变化，仅仅增加了 0.2 升，增加 0.34%（见表 3 - 36）。

表 3 - 36　不同区域行政村人均日生活用水量比较

单位：升；%

区　　域	2007 年	2014 年	变化量	变化率
东部地区	95.8	82.1	- 13.7	- 14.32
中部地区	70.8	67.9	- 2.9	- 4.09
西部地区	65.5	65.7	0.2	0.34

资料来源：根据《中国城乡建设统计年鉴 2014》《中国城乡建设统计年鉴 2007》计算整理得到。

（三）省级层面上行政村饮水安全状况

1. 行政村用水普及率变化情况

前面已经提到，2014 年，中国行政用水普及率平均为 61.55%，将每个省（区、市）行政村用水普及率与该数据进行对比分析，并将分析结果分为两类：一类是低于中国平均水平；一类是高于中国平均水平，结果见表 3 - 37。

表 3 – 37　2014 年不同省（区、市）行政村用水普及率情况

	东部地区（11）	中部地区（8）	西部地区（11）
低于中国平均水平（14）	辽宁	江西、湖南、吉林、安徽、湖北、河南、黑龙江	四川、重庆、广西、贵州、甘肃、内蒙古
高于中国平均水平（16）	广东、浙江、福建、河北海南、山东、北京、天津江苏、上海	山西	云南、宁夏、陕西、新疆、青海

注：表中不含西藏自治区。

资料来源：根据《中国城乡建设统计年鉴 2014》整理得到。

从表 3 – 37 可以看出，行政村用水普及率低于中国平均水平的省（区、市）有 14 个，其中，东部地区 1 个省，中部地区 7 个省，西部地区 6 个省（区）；行政村用水普及率高于中国平均水平的省（区、市）有 16 个，其中，东部地区 10 个省（市），中部地区 1 个省，西部地区 5 个省（区）。

在行政村用水普及率低于中国平均水平的 14 个省（区、市）中，最低的是四川，行政村水普及率仅为 35.31%，其次是江西（36.51%）、湖南（38.54%）；在行政村用水普及率高于中国平均水平的 16 个省（区、市）中，排在第一位的是上海，为 95.00%，其次分别是江苏（94.28%）、天津（93.98%）。各省（区、市）行政村用水普及率情况见图 3 – 37。

2. 行政村人均日生活用水量变化情况

与 2014 年中国行政村人均日生活用水量相比较，每个省（区、市）行政村人均日生活用水量的评价结果见表 3 – 38。

从表 3 – 38 可以看出，行政村人均日生活用水量低于中国平均水平的省（区、市）有 15 个，其中，东部地区 1 个省，中部地区

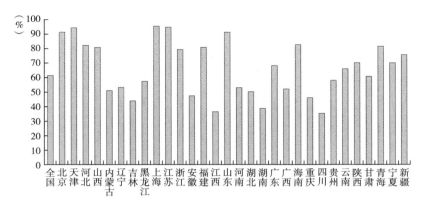

图 3 - 37　各省（区、市）行政村用水普及率比较

资料来源：《中国城乡建设统计年鉴2014》。

6个省，西部地区8个省（区）；行政村人均日生活用水量高于中国平均水平的省（区、市）有15个，其中，东部地区10个省（市），中部地区2个省，西部地区3个省（区、市）。这些数据表明，经济较为发达的东部地区绝大部分省（市）的行政村人均日生活用水量高于中国平均水平，而西部地区则相反。

表 3 - 38　2014年不同省（区、市）行政村人均日生活用水量情况

	东部地区（11）	中部地区（8）	西部地区（11）
低于中国平均水平（15）	河北	山西、河南、吉林、黑龙江、湖北、安徽	甘肃、宁夏、陕西、新疆、青海、四川、贵州、内蒙古
高于中国平均水平（15）	山东、辽宁、海南、江苏、天津、浙江、福建、广东、上海、北京	湖南、江西	重庆、云南、广西

注：表中不含西藏自治区。

资料来源：根据《中国城乡建设统计年鉴2014》整理得到。

在行政村人均日生活用水量低于中国平均水平的15个省

（区、市）中，最低的是内蒙古，人均日生活用水量仅为 43.80
升，其次是甘肃（47.27 升）、山西（54.54 升）。在行政村人均
日生活用水量高于中国平均水平的 15 个省（区、市）中，排在第
一位的是北京，为 92.58 升，其次是上海（91.68 升）、广东
（90.48 升）。各省（区、市）行政村人均日用水量对比见图
3－38。

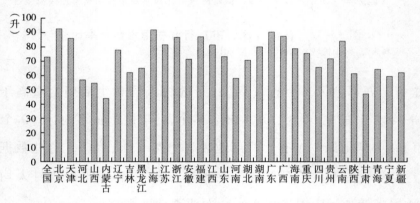

图 3－38　各省（区、市）行政村人均日生活用水量比较

资料来源：《中国城乡建设统计年鉴 2014》。

第三节　中国环境卫生现状评估

一　中国生活污水处理现状评估

中国人口众多，生活污水排放量大。特别是广大农村地区，
普遍缺乏生活污水处理设施，生活污水绝大多数直接排放，一方
面给农村的环境质量和卫生状况造成一定的影响，另一方面生活
污水直接排放进入周边水体，会造成水体的富营养化，此外，未
随意排放的生活污水还会下渗到地下，对地下水水源造成一定的

影响，特别是以地下水作为饮水水源的地区，农村饮水安全受到威胁。

（一）城市污水处理情况

根据《2015 年城乡建设统计公报》提供的数据，2015 年末，中国城市共有污水处理厂 1943 座，污水厂日处理能力 14028 万立方米。城市年污水处理总量 428.8 亿立方米，城市污水处理率 91.90%，其中污水处理厂集中处理率 87.97%[①]。

1991～2015 年，中国城市污水处理率呈现出明显的增加态势（见图 3 - 39）。污水处理率从 14.86% 增加到 91.90%，增加了 77.04 个百分点。其间也表现出两个阶段性特征：一是 1991～1993

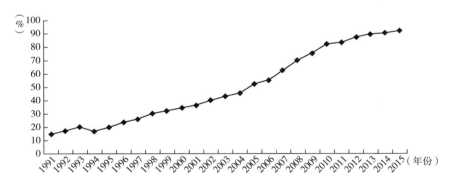

图 3 - 39　1991～2015 年中国城市污水处理率变化情况

资料来源：《2015 年城乡建设统计公报》。

---

① 截至 2016 年 8 月 1 日，国家公开数据只有《2015 年城乡建设统计公报》（公布时间为 2016 年 7 月 14 日），而分省区市相关数据来源的《2015 年中国城市建设统计年鉴》尚未公开，为保证本书时效性，下文所有涉及此类问题的，国家层面采用最新颁布的《2015 年城乡建设统计公报》数据，而县、省（区、市）城市污水处理率和县城生活垃圾处理率均采用《2014 年中国城市建设统计年鉴》，特此说明。

年，连续 2 年增加之后，到 1994 年有个陡减，从 1993 年的
20.02%下降到 1994 年的 17.10%，甚至低于 1992 年的 17.29%；
二是 1994 年之后，城市污水处理率呈现出持续增长态势。

不同省（区、市）城市污水处理率具有明显的差异性，有 17
个省（区、市）城市污水处理率低于 90.18% 的中国平均水平，而
且东部地区有 5 个省（市），包括北京、上海两个直辖市在内，其
中最低的是西藏自治区，城市污水处理率仅为 16.07%；其余 14
个省（区、市）城市污水处理率高于 90.18% 的中国平均水平，其
中最高的安徽，城市污水处理率是 96.12%。2014 年，各省（区、
市）污水处理率之间的比较见图 3 – 40。

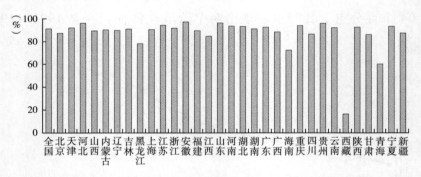

图 3 – 40 不同省（区、市）城市污水处理率比较

资料来源：《中国城乡建设统计年鉴 2014》。

（二）县城污水处理情况

《2015 年城乡建设统计公报》数据显示，截止到 2015 年底，
中国县城共有污水处理厂 1599 座，污水厂日处理能力达到 2999 万
立方米。县城全年污水处理总量 78.9 亿立方米，污水处理率为
85.22%，其中污水处理厂集中处理率达到 83.46%。

从县城污水排放量变化趋势来看，从 2010 年的 72.02 亿立方

米增加到 2014 年的 90.49 亿立方米，增加了 18.47 亿立方米，增
长 25.65%；同期，污水年处理总量也从 43.30 亿立方米增加到
74.30 亿立方米，增加了 31.00 亿立方米，增长 71.59%；污水处
理率则从 60.12% 增加到 82.11%，增长 21.99 个百分点。比较县
城污水排放量增长率与污水处理率的提高可以看出，中国污水处
理率的提高还难以满足生活污水排放量的增长，县城污水处理的
任务依然艰巨，特别是随着城镇化的快速推进，一大批返乡农民
工、农村居民等进入县城，城市生活污水的排放量将会进一步增
加。表 3－39 是 2000 年以来中国县城污水年排放量、污水处理设
施、污水年处理总量、污水处理率变化情况。

表 3－39　中国县城污水处理及变化情况

年份	污水年排放量（亿立方米）	污水处理厂		污水年处理总量（亿立方米）	污水处理率（%）
		座数（座）	处理能力（万立方米/日）		
2000	43.20	54	55	3.26	7.55
2001	40.14	54	455	3.31	8.24
2002	43.58	97	310	3.18	11.02
2003	41.87	93	426	4.14	9.88
2004	46.33	117	273	5.20	11.23
2005	47.40	158	357	6.75	14.23
2006	54.63	204	496	6.00	13.63
2007	60.10	322	725	14.10	23.38
2008	62.29	427	961	19.70	31.58
2009	65.70	664	1412	27.36	41.64
2010	72.02	1052	2040	43.30	60.12
2011	79.52	1303	2409	55.99	70.41

续表

年份	污水年排放量（亿立方米）	污水处理厂		污水年处理总量（亿立方米）	污水处理率（%）
		座数（座）	处理能力（万立方米/日）		
2012	85.28	1416	2623	62.18	75.24
2013	88.09	1504	2691	69.13	78.47
2014	90.49	1554	2881	74.30	82.11

资料来源：《中国城乡建设统计年鉴 2014》。

2000 年以来，中国县城污水处理率呈现出明显的递增态势，从 7.55% 增加到 82.11%，增长了 74.56 个百分点，年均增长 5.33 个百分点（见图 3-41）。

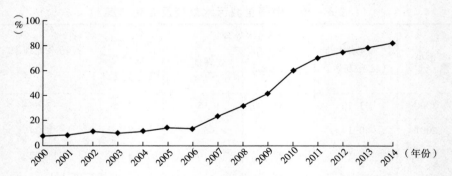

图 3-41　2000~2014 年中国县城污水处理率变化情况

资料来源：《中国城乡建设统计年鉴 2014》。

（三）城镇生活污水处理情况

1. 总体情况

2014 年，中国建制镇总数为 17653 个，其中 3821 个建制镇对生活污水进行了处理，占建制镇总数的 21.7%。在污水处理设施方面，污水处理厂 2961 个，处理能力为 1338.71 万立方米/日；污水处理装置 8667 个，处理能力为 1006.34 万立方米/日。

2. 不同区域建制镇污水处理设施及能力情况

表 3 – 40 是 2014 年不同区域建制镇污水处理设施及能力情况。比较不同区域的占比情况，东部地区对生活污水进行处理的建制镇个数，占中国建制镇总数的 65.6%，中部地区、西部地区相应数据分别为 8.8%、25.6%；相应的，污水处理厂、污水处理装置等设施个数、处理能力等指标所占比例也表现出相同的特征。

从区域之间的差异来看，东部地区对生活污水进行处理的建制镇占本区域建制镇总数的比例为 21.76%，远远高于 6.12% 的中国平均水平，以及中部地区的 1.65%、西部地区的 4.16%。

表 3 – 40　2014 年不同区域建制镇污水处理设施及能力情况

地区名称	生活污水进行处理的建制镇		污水处理厂		污水处理装置	
	个数（个）	比例（%）	个数（个）	处理能力（万立方米/日）	个数（个）	处理能力（万立方米/日）
东部地区	2508（65.6）	42.3	1744（84.1）	1126.1（64.4）	5584（75.6）	760.4（33.6）
中部地区	336（8.8）	6.10	223（6.2）	82.8（11.7）	1015（10.5）	106.0（31.1）
西部地区	977（25.6）	15.7	994（9.7）	129.8（23.8）	2067（13.9）	140.0（35.3）
全　　国	3821	21.6	2961	1338.7	8667	1006.3

注：表中数不含黑龙江、西藏两省区。括号中的数据是不同区域占中国的比例。

资料来源：根据《中国城乡建设统计年鉴 2014》整理得到。

3. 不同省（区、市）建制镇污水处理情况

由于不同省（区、市）自然气候条件、经济条件、人文条件、居民用水理念等具有明显的差异性，因此，在污水处理设施等方面也存在明显的区别。前面已经提到，2014 年，中国对生活污水进行处理的建制镇占全部建制镇的比例为 21.6%，每个省（区、市）的相应比例与中国平均水平进行对比分析，并分为两类：一类是低于中国平均比例；一类是高于中国平均比例，结果见表 3 - 41。

表 3 - 41　2014 年不同省（区、市）建制镇污水处理情况

	东部地区（11）	中部地区（7）	西部地区（11）
低于中国平均比例（20）	海南、河北、辽宁、广东、天津	吉林、山西、河南、江西、湖南、安徽、湖北	广西、青海、甘肃、陕西、云南、新疆、贵州、内蒙古
高于中国平均比例（9）	北京、福建、山东、江苏、上海、浙江		四川、宁夏、重庆

注：表中数不含黑龙江、西藏两省区。括号中的数据是不同区域占中国的比例

资料来源：根据《中国城乡建设统计年鉴 2014》整理得到。

29 个省（区、市）中，对生活污水进行处理的建制镇占本省（区、市）建制镇总数比例低于中国平均水平的有 20 个省（区、市），其中，东部地区 5 个省（市），中部地区 7 个省，西部地区 1 个省（区）；高于中国平均水的有 9 个省（区、市），其中，东部地区 6 个省（市），西部地区 3 个省（区、市）。

在低于中国平均水平的 20 个省（区、市）中，比例最低的是广西，该比例仅为 1.2%，其次是吉林、内蒙古，分别为 1.8%、2.8%；在高于中国平均水平的 9 个省（区、市）中，比例最高的是浙江，该比例达到了 97.1%，这与浙江省实施的"五水共治"工程具有极大关系。其次是上海、江苏，该比例分别为 92.2%、82.8%。

（四）乡生活污水处理情况

1. 总体情况

2014 年，中国共有 11871 个乡，乡建成区用水普及率达到

69.26%，人均日生活用水量为 83.08 升。其中，有 726 个乡对生活污水进行了处理，占全部乡个数的比例为 6.12%。在污水处理设施方面，污水处理厂 389 个，处理能力为 28.69 万立方米/日，平均每个乡拥有 0.54 个污水处理厂；污水处理装置 1225 个，处理能力为 25.48 万立方米/日，平均每个乡拥有 1.69 个污水处理装置。

2. 不同区域乡污水处理设施及能力情况

从不同区域在中国的占比来看，东部地区对生活污水进行处理的乡个数，占中国乡总数的 56.3%，中部地区、西部地区相应数据分别为 9.0%、34.7%；相应的，污水处理厂、污水处理装置等设施个数、处理能力等指标所占比例也表现出相同的特征（见表 3 - 42）。

表 3 - 42　2014 年不同区域的乡污水处理设施情况

地区名称	生活污水进行处理的建制镇		污水处理厂		污水处理装置	
	个数（个）	比例（%）	个数（个）	处理能力（万立方米/日）	个数 V 个）	处理能力（万立方米/日）
东部地区	409（56.3）	21.76	139（35.7）	15.99（55.7）	616（50.3）	6.69（26.3）
中部地区	65（9.0）	1.65	43（11.1）	3.62（12.6）	133（10.9）	6.44（25.3）
西部地区	252（34.7）	4.16	207（53.2）	9.08（31.6）	476（38.9）	12.35（48.5）
全　　国	726	6.12	389	28.69	1225	25.48

注：表中数不含黑龙江、青海、西藏 3 个省区。括号中的数据是不同区域占中国的比例。
资料来源：根据《中国城乡建设统计年鉴 2014》整理得到。

从区域之间的差异来看，东部地区对生活污水进行处理的乡占本区域乡总数的比例为 21.76%，远远高于 6.12% 的中国平均水平，以及中部地区的 1.65%、西部地区的 4.16%。

3. 不同省（区、市）乡污水处理情况

2014 年，中国对生活污水进行处理的乡占全部乡的比例为 6.12%，每个省（区、市）的相应比例与中国平均水平进行对比分析，并分为两类：一类是低于中国平均比例；一类是高于中国平均比例，结果见表 3 - 43。

表 3 - 43 2014 年不同省（区、市）乡污水处理情况

	东部地区（9）	中部地区（6）	西部地区（10）
低于中国平均比例（15）	河北、辽宁	山西、江西、湖南、河南、安徽	广西、内蒙古、云南、甘肃、陕西、新疆、四川、贵州
高于中国平均比例（10）	广东、山东、福建、北京、江苏、浙江、上海	湖北	宁夏、重庆

资料来源：根据《中国城乡建设统计年鉴 2014》整理得到。

25 个省（区、市）中，对生活污水进行处理的乡占本省（区、市）乡总数比例低于中国平均水平的有 15 个省（区、市），其中，东部地区 2 个省（市），中部地区 5 个省，西部地区 8 个省（区）；高于中国平均水平的有 10 个省（区、市），其中，东部地区 7 个省（市），中部地区 1 个省，西部地区 2 个区（市）。

在对生活污水进行处理的乡占本省（区、市）乡总数比例低于中国平均水平的 15 个省（区、市）中，最低的是广西，该比例仅为 0.55%；该比例低于 1% 的还有山西、江西、内蒙古，分别为 0.64%、0.87%、0.88%；在对生活污水进行处理的乡占本省（区、市）乡总数比例高于中国平均水平的 10 个省（区、市）中，比例最高的是上海，全部乡都实现了生活污水处理，其次是浙江、江苏，该比例分别为 90.42%、42.86%。

（五）村庄生活污水处理情况

1. 总体情况

2014 年，中国共有行政村 54.67 万个，其中，集中供水的行政村 34.15 万个，占行政村总数的比例为 62.47%；村内自建集中供水设施的行政村 6.11 万个，占行政村总数的比例为 11.18%；年生活用水量 129.29 亿立方米，用水人口 48687.31 万人，供水普及率 61.55%，人均日生活用水量 72.75 升，远远高于水利部、卫生部 2004 年底制定的《农村饮用水安全卫生评估指标体系》中规定的安全水量指标（每人每天不低于 40 ~ 60 升为安全，不低于 20 ~ 40 升为基本安全）。在全部行政村中，对生活污水进行处理的行政村有 5.46 万个，占行政村总数的 9.99%。

从村庄生活污水处理率的动态变化来看，也呈现出增加的态势，从 2008 年的 3% 逐步增加到 2012 年的 8%，增加了 5 个百分点。

2. 不同区域村庄污水处理情况

从不同区域在中国的占比来看，东部地区、中部地区及西部地区行政村个数占中国行政村总数的比例分别为 36.04%、33.80%、30.16%，这些数据表明，东、中、西部地区行政村总数没有太大的差异，只是东部地区稍高一点，基本上是各占 1/3，没有太大的差异。但对生活污水进行处理的行政村数占中国行政村总数的比例则呈现出明显的差异性，东部地区为 67.23%，中部地区、西部地区相应数据分别为 15.47%、17.30%（见表 3 - 44）。

从区域之间的差异来看，东部地区对生活污水进行处理的行政村个数占本区域行政村总数的比例为 18.62%，远远高于 9.99% 的中国平均水平，以及中部地区的 4.57%、西部地区的 5.73%。

表 3 – 44　2014 年不同区域对生活污水进行处理的行政村及所占比例

地区名称	行政村总数（万个）	生活污水进行处理的行政村（万个）	比例（%）
东部地区	19.70（36.04）	3.67（67.23）	18.62
中部地区	18.48（33.80）	0.84（15.47）	4.57
西部地区	16.49（30.16）	0.94（17.30）	5.73
全　国	54.67	5.46	9.99

注：表中数不含西藏自治区。括号中的数据是不同区域占中国的比例。

资料来源：根据《中国城乡建设统计年鉴 2014》整理得到。

3. 不同省（区、市）村庄污水处理情况

2014 年，中国对生活污水进行处理的行政村占行政村总数的比例为 9.99%，将每个省（区、市）的相应比例与中国平均水平进行对比分析，并分为两类：一类是低于中国平均比例；一类是高于中国平均比例，结果见表 3 – 45。

表 3 – 45　2014 年不同省（区、市）行政村污水处理情况

	东部地区（11）	中部地区（8）	西部地区（11）
低于中国平均比例（21）	河北、辽宁、海南	黑龙江、河南、吉林、山西、湖南、安徽、江西、湖北	甘肃、青海、内蒙古、陕西、新疆、贵州、广西、云南、宁夏、四川
高于中国平均比例（9）	福建、广东、天津、山东、北京、江苏、上海、浙江		重庆

资料来源：根据《中国城乡建设统计年鉴 2014》整理得到。

30 个省（区、市）中，对生活污水进行处理的行政村占本省（区、市）行政村的比例低于中国平均水平的有 21 个省（区、市），其中，东部地区 3 个省（市），中部地区 8 个省，西部地区

10 个省（区）；高于中国平均水的有 9 个省（市），其中，东部地区 8 个省（市），西部地区 1 个省（市）。

在对生活污水进行处理的行政村占本省（区、市）行政村总数比例低于中国平均水平的 21 个省（区、市）中，最低的是黑龙江，该比例仅为 0.40%；其次分别是甘肃、青海，分别为 1.03%、1.23%；在对生活污水进行处理的行政村占本省（市、区）行政村总数比例高于中国平均水平的 9 个省（区、市）中，比例最高的是浙江，为 54.59%；其次是上海、江苏，分别为 53.00%、27.32%。

二　中国生活垃圾处理现状评估

（一）城市生活垃圾处理情况

2015 年，中国城市共有生活垃圾无害化处理场（厂）890 座，日处理能力达到 57.7 万吨，处理量为 1.80 亿吨，城市生活垃圾无害化处理率达到 94.10%。2006 年以来，城市生活垃圾无害化处理率变化情况见图 3-42。从中可以看出，中国城市生活垃圾无害化处理率自 2006 年以来，呈现出明显的递增态势，从 53.05% 提高

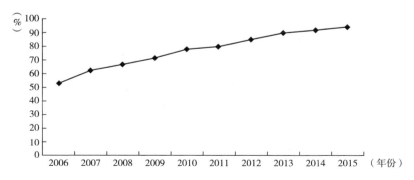

图 3-42　2006~2015 年中国城市生活垃圾无害化处理率变化情况
资料来源：《2015 年城乡建设统计公报》。

到94.10%，增加了41.05个百分点。

2010～2015年，城市生活垃圾处理结构见图3－43。表3－46是2000～2014年城市生活垃圾清运量、无害化处理场（厂）座数、无害化处理能力以及无害化处理量。从中可以看出，中国城

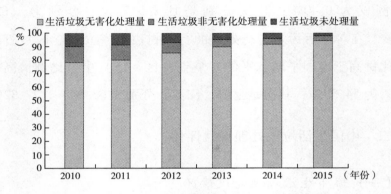

图3－43　2010～2015年城市生活垃圾处理情况

资料来源：《2015年城乡建设统计公报》。

市生活垃圾无害化处理设施的增加，提升了城市生活垃圾无害化处理的能力，从而使城市生活垃圾的无害化处理量逐年在增加，为广大城市居民提供了良好的生活环境，进而提升了广大城市居民的生活品质。

表3－46　中国历年城市活垃圾处理设施情况

年　份	生活垃圾清运量 （万吨）	无害化处理场 （厂）座数 （座）	无害化 处理能力 （万吨/日）	无害化处理量 （万吨）
2000	11819	660	21.02	7255
2001	13470	741	22.47	7840
2002	13650	651	21.55	7404
2003	14857	575	21.96	7545

续表

年　份	生活垃圾清运量（万吨）	无害化处理场（厂）座数（座）	无害化处理能力（万吨/日）	无害化处理量（万吨）
2004	15509	559	23.85	8089
2005	15577	471	25.63	8051
2006	14841	419	25.80	7873
2007	15215	458	27.93	9438
2008	15438	509	31.52	10307
2009	15734	567	35.61	11220
2010	15805	628	38.76	12318
2011	16395	677	40.91	13090
2012	17081	702	44.63	14490
2013	17239	765	49.23	15394
2014	17860	818	53.35	16394

资料来源：《中国城乡建设统计年鉴2014》。

（二）县城生活垃圾处理情况

1. 总体情况

2015 年，中国县城共有生活垃圾无害化处理场（厂）11878 座，日处理能力达到 18.1 万吨，处理量为 0.53 亿吨，无害化处理率达到 79.04%。2010～2015 年，县城生活垃圾处理结构见图 3-44。

2. 不同区域县城垃圾处理率比较

不同区域县城生活垃圾处理率也存在明显的差异，见图 3-45。由此可以看出，东部地区县城垃圾处理率为 91.63%，远远高于中国县城垃圾处理率的平均水平。但中部地区、西部地区县城垃圾处理率均低于中国平均水平，特别是中部地区，县城垃圾处

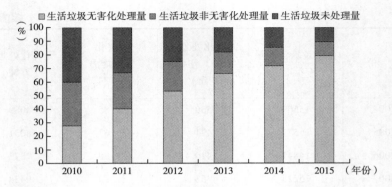

图3-44 2010~2015年县城生活垃圾处理结构变化

资料来源：《2015年城乡建设统计公报》。

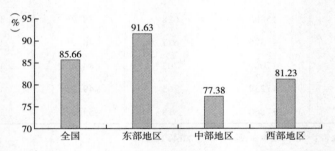

图3-45 2014年不同区域县城生活垃圾处理率对比

资料来源：《2014年中国城市建设统计年鉴》。

理率为77.38%，比中国平均水平低8.28个百分点。

3. 不同省（区、市）县城垃圾处理率比较

前面已经提到，2014年，中国县城生活垃圾处理率为85.66%，将每个省（区、市）县生活垃圾处理率与该数据进行对比分析，并将分析结果分为两类：一类是低于中国平均水平；一类是高于中国平均水平，结果见表3-47。

从表3-47可以看出，县城生活垃圾处理率低于中国平均水平的省（区、市）有11个，其中，东部地区2个省，中部地区5个省，西部地区4个省（区）；县城生活垃圾处理率高于中国平均水

表 3 - 47　2014 年不同省（市、区）县城生活垃圾处理率情况

	东部地区（9）	中部地区（8）	西部地区（12）
低于中国平均水平（11）	天津、辽宁	黑龙江、山西、湖北、河南、吉林	西藏、贵州、宁夏、四川
高于中国平均水平（18）	河北、广东、福建、江苏、山东、海南、浙江	安徽、湖南、江西	甘肃、新疆、陕西、云南、青海、广西、重庆、内蒙古

注：表中不含北京、上海。

资料来源：根据《中国城乡建设统计年鉴 2014》整理得到。

平的省（区、市）有 18 个，其中，东部地区 7 个省，中部地区 3 个省，西部地区 8 个省（区、市）。

在县城生活垃圾处理率低于中国平均水平的 11 个省（区、市）中，最低的是西藏，县城生活垃圾处理率仅为 15.61%，其次是黑龙江（35.46%）、山西（59.54%）；在县城生活垃圾处理率高于中国平均水平的 18 个省（区、市）中，有 5 个省（市）的县城生活垃圾处理率在 99% 以上，近乎实现了全覆盖，这 5 个省（市）分别为浙江（99.86%）、江西（99.69%）、重庆（99.40%）、海南（99.28%）、山东（99.18%）。各省（区、市）县城生活垃圾处理率、无害化处理率情况见图 3 - 46。

（三）建制镇生活垃圾处理情况

生活垃圾堆放、处理是农村生活垃圾问题的两个重要方面，也是解决农村生活环境综合整治的重要内容。有关统计资料表明，对重点镇来讲，有生活垃圾收集点的行政村个数 5.28 万个，占比 69.49%；而对所有建制镇而言，有生活垃圾收集点的行政村比例

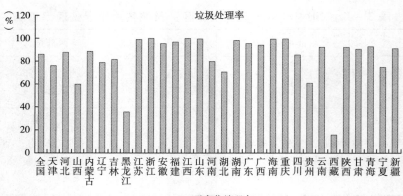

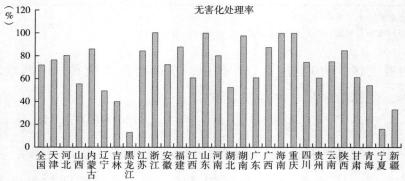

图 3 - 46　2014 年各省（区、市）县城生活垃圾处理率、无害化处理率

资料来源：《中国城乡建设统计年鉴 2014》。

为 63.98%。在生活垃圾处理方面，重点镇中有 54.76% 的行政村对生活垃圾进行了处理，所有制建镇中有 48.18% 的行政村对生活垃圾进行了处理；对生活垃圾无害化处理的行政村比例相对来说较低，重点镇中对生活垃圾进行无害化处理的行政村 2.02 万个，占比 26.58%；而对所有建制镇而言，对生活垃圾进行无害化处理的行政村比例为 18.24%。

　　两类建制镇村庄实证公共设施水平的差距见表 3 - 48。从中可以看出，有生活垃圾收集点的行政村比例，重点镇高于所有建制镇 5.51 个百分点；对生活垃圾进行处理的行政村比例，重点镇高于所有建制镇 6.58 个百分点；对生活垃圾无害化处理的行政村比例，重点镇高于所有建制镇 8.34 个百分点。

表 3 - 48　两类建制镇村庄市政公共设施水平

	有生活垃圾收集点的行政村比例	对生活垃圾进行处理的行政村比例	对生活垃圾无害化处理的行政村比例
重点镇（%）	69.49	54.76	26.58
所有建制镇（%）	63.98	48.18	18.24
重点镇高于所有建制镇（个百分点）	5.51	6.58	8.34

资料来源：《2014 年中国重点镇建设概况》。

（四）行政村生活垃圾处理情况

1. 产生量及处理方式

根据相关研究，中国农村人均日生活性垃圾产生量为 0.86 千克，不同区域农村人均日生活垃圾产生量有一定的差异，东部地区为 0.96 千克，中部地区为 0.88 千克，西部地区为 0.77 千克，东北地区为 0.81 千克。[1] 据此，对 2014 年中国不同区域农村生活垃圾产生量进行了匡算（见表 3 - 49）。结果表明，2014 年，中国农村生活垃圾产生量为 19215 万吨，其中东部地区为 7074 万吨，占 36.82%；中部地区为 6691 万吨，占 34.82%；西部地区为 5449 万吨，占 28.36%。

从生活垃圾堆放方式来看，中国农村还是以集中方式堆放为

---

[1] 姚伟、曲晓光：《我国农村垃圾产生量及垃圾收集处理现状》，环卫科技网，2010 年 12 月 17 日。

主，所占比例为 63.28%；农村集中堆放的生活垃圾还多以直接填埋为主，所占比例为 57.03%；填埋、焚烧、高温堆肥方式处理量所占比例分别为 14.26%、13.88%、14.83%。不同区域在生活垃圾堆放、处理方式都存在一定的不同。

表 3 – 49　中国不同农村生活垃圾产生量、收集及处理方式

单位：万吨；%

地　　区	年产生量	收集方式所占比例		处理方式所占比例			
		集中堆放	随意堆放	填埋	焚烧	高温堆肥	直接利用
东部地区	7074	73.79	26.21	73.93		26.07	
中部地区	6691	59.63	40.37	45.48		26.71	27.81
西部地区	5449	56.77	43.23	38.94	20.35	20	20.71
全　　国	19214	63.28	36.72	57.03	14.26	13.88	14.83

资料来源：根据《2015 年中国统计年鉴》计算得到。

2. 不同区域行政村对生活垃圾处理情况

有关统计资料表明，2014 年，中国 54.67 万个行政村中，只有 34.98 万个行政村设有生活垃圾收集点，占中国行政村个数的比例为 63.98%；而对生活垃圾进行处理的行政村为 26.34 万个，占中国行政村的比例为 48.18%。

从不同区域来看，具有生活垃圾收集点的行政村及其所占中国同类行政村的比例见图 3 – 47。由此可以看出，东部地区具有生活垃圾收集点的行政村有 16.1 万个，占中国同类行政村的比例为 46.17%；中部地区、西部地区设有生活垃圾收集点的行政村分别有 9.8 万个、9.0 万个，占中国同类行政村的比例分别为 28.12%、25.71%。

对生活垃圾进行处理的行政村及其所占中国同类行政村的比例也具有一定的区域差异性，见图 3 – 48。由此可以看出，东部地区对生活垃圾

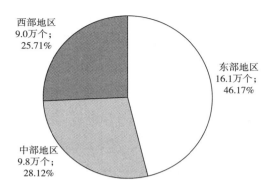

图 3 - 47　2014 年不同区域有生活垃圾收集点的行政村

进行处理的行政村有 13.6 万个，占中国同类行政村的比例为 51.51%；东部地区、西部地区对生活垃圾进行处理的行政村分别有 5.6 万个、7.2 万个，占中国同类行政村的比例分别为 21.21%、27.27%。

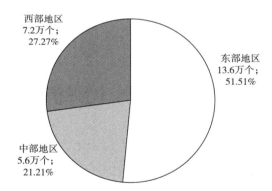

图 3 - 48　2014 年不同区域对生活垃圾进行处理的行政村

　　前面分析了不同区域设有生活垃圾收集点的行政村以及对生活垃圾进行处理的行政村占中国同类行政村的比例，以表示对生活垃圾进行处理方面区域对中国的贡献率。这里分析不同区域有生活垃圾收集点的行政村、对生活垃圾进行处理的行政村占本区内行政村的比例，以表示不同区域之间的差异性。详细分析结果见表 3 - 50、图 3 - 49。

表 3 – 50   2014 年不同区域行政村生活垃圾收集及处理情况

区域名称	有生活垃圾收集点的行政村		对生活垃圾进行处理的行政村	
	个数（万个）	比例（%）	个数（万个）	比例（%）
东部地区	16.1	81.96	13.6	51.51
中部地区	9.8	53.23	5.6	21.21
西部地区	9.0	54.54	7.2	27.27
全　国	35.0	63.98	26.3	48.18

注：表中不包括西藏自治区的数据。

资料来源：根据《中国城乡建设统计年鉴 2014》计算得到。

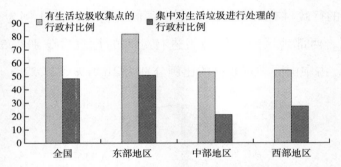

图 3 – 49   2014 年不同区域生活垃圾收集及处理情况对比

资料来源：《中国城乡建设统计年鉴 2014》。

　　由于区域自然条件、地貌特征，以及社会经济发展水平不同，而且区域民族风俗以及生活方式的不同，对生活垃圾的处理方式也存在一定的差异性。表 3 – 51 是 2014 年各省（区、市）行政村生活垃圾收集及处理情况。

表 3 – 51   2014 年各省（区、市）行政村生活垃圾收集及处理情况

单位：个；%

区域名称	有生活垃圾收集点的行政村		对生活垃圾进行处理的行政村	
	个　数	比　例	个　数	比　例
北　京	3517	94.19	3097	82.94
天　津	2443	82.98	1973	67.02

续表

区域名称	有生活垃圾收集点的行政村		对生活垃圾进行处理的行政村	
	个数	比例	个数	比例
河　北	21634	51.32	10575	25.09
山　西	20135	73.47	7496	27.35
内蒙古	1695	15.82	727	6.78
辽　宁	6831	64.11	4026	37.79
吉　林	4087	45.18	2315	25.59
黑龙江	5013	57.53	235	2.70
上　海	1549	97.73	1406	88.71
江　苏	13272	92.91	12326	86.29
浙　江	20478	90.24	18411	81.13
安　徽	8667	59.78	6464	44.59
福　建	11751	90.90	10361	80.15
江　西	12551	74.72	9428	56.13
山　东	62437	96.69	59139	91.58
河　南	16534	36.24	7778	17.05
湖　北	13115	55.66	9139	38.78
湖　南	18262	46.66	13317	34.03
广　东	15675	88.21	12594	70.87
广　西	13800	96.34	13341	93.14
海　南	1901	51.14	1664	44.77
重　庆	3193	37.37	2168	25.37
四　川	39395	87.27	38534	85.37
贵　州	4613	29.37	2829	18.01
云　南	5173	39.88	3251	25.06
陕　西	10966	44.61	4774	19.42
甘　肃	5352	33.46	2793	17.46
青　海	592	14.29	279	6.73

区域名称	有生活垃圾收集点的行政村		对生活垃圾进行处理的行政村	
	个数	比例	个数	比例
宁　夏	1476	63.48	917	39.44
新　疆	3667	35.15	2055	19.70
全　国	349774	63.98	263412	48.18

资料来源:《中国城乡建设统计年鉴 2014》。

(五) 行政村改水改厕情况

加强农村改水改厕, 改善农村环境卫生基本条件的硬件建设, 不仅能带动农村环境卫生整治, 提高农民文明卫生意识, 有效预防和控制肠道传染病和寄生虫病的发生, 也能推动农村精神文明建设, 有力地促进农村经济的发展[1]。

为解决农村生活环境中存在的生活污水、生活垃圾等突出问题, 提高农村居民生活质量, 国家有关部门实施了一系列的工程措施, 其中农村改水、改厕就是这些工程的重要内容。数据显示, 多年以来的农村改水的受益人口、受益率以及改厕中卫生厕所普及率情况见表 3 – 52。

表 3 – 52　农村改水、改厕情况统计

年　份	农村改水受益人口 (万人)	农村改水受益率 (%)	累计使用卫生厕所户数 (万户)	卫生厕所普及率 (%)
2000	8.81	92.4	0.96	44.8
2001	8.61	91.0	1.14	46.1

---

[1]　金立坚:《四川省农村改水改厕现状分析》, 2005 年全国农村改水改厕学术研讨会, 2012。

续表

年　份	农村改水受益人口（万人）	农村改水受益率（%）	累计使用卫生厕所户数（万户）	卫生厕所普及率（%）
2010	9.08	94.9	1.71	67.4
2011	9.00	94.2	1.80	69.2
2012	9.12	95.3	1.86	71.7
2013	8.99	95.6	1.94	74.1
2014	9.15	95.8	1.99	76.1

资料来源：《中国农村统计年鉴 2015》。

三　中国生产性垃圾处理现状评估

从严格意义上来讲，生产性垃圾包括农业生产垃圾、工业生产垃圾和其他垃圾，其中农业生产垃圾又包括养殖业垃圾、种植业垃圾。调查发现，生产性垃圾中养殖业垃圾和农作物秸秆占据大部分，因此，本部分重点分析农作物秸秆及养殖业垃圾两部分。

（一）农作物秸秆产生及处理情况

根据联合国粮农组织的资料，各种农作物秸秆系数（K 值）为：玉米 2.5、小麦和水稻 1.3、大豆 2.5、薯类 0.25。每一个作物品种的秸秆系数和它的粮食产量之积等于它的秸秆产生量。由此计算得到，2014 年中国农作物产生的秸秆量达到 10.21 亿吨，见表 3 - 53。有关研究表明，目前中国农作物秸秆利用率达到 69%，则有 7.04 亿吨秸秆得到利用，但仍有 3.16 亿吨秸秆没有得到利用。

从作物秸秆结构来看，主要来自玉米，其秸秆产生量占全部秸秆量的 52.82%，其次是水稻秸秆量，占全部秸秆量的 26.30%，小麦秸秆量占全部秸秆量的 16.08%。

表 3 –53　作物秸秆产生量及结构

项　目	水稻	小麦	玉米	豆类	薯类	合计
秸秆量（亿吨）	2.68	1.64	5.39	0.41	0.08	10.21
比例（%）	26.30	16.08	52.82	3.98	0.82	100

资料来源：根据《2015 中国统计年鉴》计算得到。

2015 年，国家发改委、财政部、农业部、环境保护部联合发出了《关于进一步加快推进农作物秸秆综合利用和禁烧工作的通知》，提出力争到 2020 年，实现中国秸秆综合利用率达 85% 以上[①]。即使如此，与日本、美国相比，中国秸秆利用率还相对较低。

不同省区市生态资源基础不同，农业种植业结构差异性较大，因而复种指数也各不相同，产生的秸秆差异也较大。同时，农作物秸秆产生量与粮食生产紧密联系到一起，因此粮食主产省无疑是农作秸秆产生大省。根据上述方法，对 2014 年各省区市农作物秸秆产生量也进行了匡算，并由此计算出了各省区市农作物秸秆占中国农作物秸秆的比例，见图 3 – 50。由此可以看出，黑龙江、辽宁、吉林、安徽、河北、内蒙古、江西、山东、河南、江苏、湖南、湖北、四川等 13 个粮食主产省农作物秸秆产生量较大，13 省的农作物秸秆产生量达到 8.49 亿吨，占中国农作物秸秆产量的 83.21%。其中，处于前三位的分别是黑龙江、河南、山东，其产量分别是 1.25 亿吨、0.95 亿吨、0.82 亿吨，占中国农作物秸秆产量的比例分别为

---

① 朱剑红、李心萍：《秸秆利用率 2020 年超 85%》，《人民日报》2015 年 11 月 26 日，第 3 版。

12.29%、9.33%、8.03%。由此可以看出，抓好粮食主产省农作物
秸秆的综合利用，就抓住了农作物秸秆问题的关键。

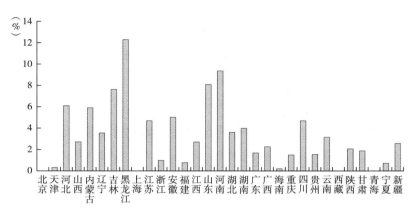

图3-50 2014年农作物秸秆比例的区域分布情况

资料来源：根据《2015中国统计年鉴》计算得到。

水稻、小麦、玉米秸秆产生量占中国相应作物秸秆产生量比
例的区域分布情况分别见表3-54、表3-55、表3-56。

表3-54 水稻秸秆占比的区域分布情况

	高于中国平均水平（15）	低于中国平均水平（16）
东部地区	江苏、上海、浙江、福建、广东、海南	北京、河北、山东、天津、辽宁
中部地区	安徽、湖南、湖北、江西	山西、河南、吉林、黑龙江
西部地区	云南、贵州、四川、重庆、广西	青海、甘肃、内蒙古、西藏、新疆、陕西、宁夏

资料来源：根据《2015年中国统计年鉴》计算得到。

表3-55 小麦秸秆占比的区域分布情况

	高于中国平均水平（12）	低于中国平均水平（19）
东部地区	上海、天津、河北、江苏、山东	海南、广东、辽宁、福建、浙江、北京

	高于中国平均水平（12）	低于中国平均水平（19）
中部地区	安徽、河南	吉林、江西、湖南、黑龙江、山西、湖北
西部地区	甘肃、陕西、新疆、青海、西藏	广西、重庆、内蒙古、云南、贵州、宁夏、四川

资料来源：根据《2015 年中国统计年鉴》计算得到。

表 3 - 56　玉米秸秆占比的区域分布情况

	高于中国平均水平（14）	低于中国平均水平（17）
东部地区	山东、河北、天津、辽宁、北京	海南、上海、福建、浙江、广东、江苏
中部地区	黑龙江、山西、吉林	江西、湖南、湖北、安徽、河南
西部地区	云南、新疆、陕西、甘肃、宁夏、内蒙古	西藏、广西、四川、青海、重庆、贵州

资料来源：根据《2015 年中国统计年鉴》计算得到。

（二）养殖业垃圾产生及处理情况

2014 年，中国大牲畜存栏头数为 12022.9 万头，其中，牛 10578.0 万头，马 604.3 万匹，驴、骡分别为 582.6 万头、224.6 万头；年内肉猪出栏量为 73510.4 万只；年底山羊、绵羊存栏量分别为 14465.9 万只、15849.0 万只。

根据有关参数对中国养殖业产生的垃圾进行了匡算，结果表明：2014 年养殖业垃圾产生量为 19994 万吨，其中东部地区为 6706 万吨，占 33.54%；中部地区为 6918 万吨，占 34.60%；西部地区为 6369 万吨，占 31.86%。

总体上来讲，生产垃圾性垃圾多是集中堆放，所占比例为

83.44%，随意堆放的量占 16.56%。在处理方式上，集中堆放的垃圾中有 16.55% 的采取填埋方式处理，有 10.85% 的采取焚烧方式处理，有 26.29% 的采取高温堆肥方式处理，而直接再利用的所占比例为 46.31%。其中，养殖业垃圾主要以直接再利用和高温堆肥方式处理，所占比例均在 48% 左右，而农作物秸秆则主要以直接利用方式进行处理，占 58.70%。①

---

① 姚伟、曲晓光：《我国农村垃圾产生量及垃圾收集处理现状》，环卫科技网，2010 年 12 月 17 日。

第四章 中国实现水资源管理的
经验、问题及未来目标

第一节 中国实现水资源管理的经验

一 确立流域管理与行政区域管理相结合的管理体制

长期以来，我国在水资源管理领域实行分级、分部门的区域管理模式，这种管理模式适应了计划经济时代的发展。但是，同时受地区或部门利益驱使，也在很大程度上造成了水资源开发利用过程中过于重视经济效益，而轻视生态与环境保护的局面，这种模式违背了可持续发展理念，也在很大程度上影响了水资源的合理配置和综合效益的充分发挥。

2002 年，新修订的《中华人民共和国水法》在进一步完善统一管理与分部门管理体制、坚持监督管理与具体管理相分离原则的基础上，在第十二条指出"国家对水资源实行流域管理与行政区域管理相结合的管理体制。国务院水行政主管部门负责全国水资源的统一管理和监督工作。国务院水行政主管部门在国家确定的重要江河、湖泊设立的流域管理机构（以下简称流域管理机构），在所管辖的范围内行使法律、行政法规规定的和国务院水行政主管部门授予的水资源管理和监督职责。县级以上地方人民政府水行政主管部门按照规定的权限，负责本行政区域内水资源的统一管理和监督工作"。该模式借鉴了国外水资源管理的先进经验，体现了国际社会水资源管理的总趋势，也是对我国传统水资源管理认识误区的一次矫正，凸显了新时期水资源管理的特色。也是在不断的实践摸索中寻找到的一条符合我国国情、操作性强并具有民主参与特点的流域水资源管理模式。

　　流域管理与行政区域管理相结合作为一种管理模式、一种管理权制度，人们并不陌生。特别是 1998 年《中华人民共和国水法》诞生后，随着水资源统一管理的加强和水管理改革的深化，流域管理与行政区域管理相结合有效管理水资源的实践和经验不断出现。目前我们已实施的流域综合规划制度、取水许可制度、水量分配和水量调度制度、河道管理范围内建设项目审批制度、边界水事纠纷调处制度等均是按流域管理与行政区域管理相结合的思路建立的管理制度。这些制度的实施强化了国家和地方水行政主管部门对水资源的有效管理，保障了经济社会发展对水资源的基本需求。十几年前的黄河不断流，塔里木河、黑河向下游输送生态用水，黄淮河流域引黄济津、济青，太湖流域引江治太，漳河上游、太湖流域、淮河流域等一系列水事纠纷的查处等，都是流域管理与行政区域管理相结合取得的成效。长江河道采砂管理更是从立法到建立管理制度、协调机制、联手打击非法采砂的执法行动的每一管理环节都体现了流域管理与行政区域管理的结合①。

---

① 高而坤：《谈流域管理与行政区域管理相结合的水资源管理体制》，《水利发展研究》2004 年第 4 期。

二 实行最严格的水资源管理制度

中国是一个严重干旱缺水的发展中国家，人均水资源占有量仅相当于世界平均水平的 1/4 左右。中国的水资源基本状况是人多水少、水资源时空分布不均匀，南多北少，沿海多内地少，山地多平原少，耕地面积占全国 64.6% 的长江以北地区仅为 20%，近 31% 的国土是干旱区（年降雨量在 250 毫米以下），生产力布局和水土资源不相匹配，供需矛盾尖锐，缺口很大。特别是在工业化、城镇化进一步推进背景下，水资源短缺程度在加大。并且，由于改革开放初期我国只注重发展速度、忽视环境影响的粗放型发展模式，使水资源遭受严重污染。尽管国家采取了一系列有效措施，在水污染防治方面取得了一定成效，但形势依然严峻。根据《2015 年中国环境状况公报》提供的数据，地表水中 967 个断面的监测结果 I 类水质断面（点位）占 2.8%，II 类水质占 31.4%，III 类水质占 30.3%，IV 类水质占 21.1%，V 类水质占 5.6%，劣 V 类水质占 8.8%。同时，改革开放以来，中国社会经济发展速度迅猛，特别是 2010 年，日本内阁府发布数据显示，其名义 GDP 为 54742 亿美元，较中国少 4044 亿美元，这也就意味着中国已跃居为世界第二大经济体。同时，中国的工业化和城镇化进程将继续推进，水资源需用量将更大，水资源供需矛盾将更加尖锐。

为解决中国日益复杂的水资源问题，解决水资源短缺、水污染严重、水生态环境恶化等制约经济社会可持续发展的主要瓶颈，实现水资源的高效利用和有效保护，2012 年 2 月 12 日，国务院印发《关于实行最严格水资源管理制度的意见》。该意见确立了水资源开发利用控制红线，即到 2030 年，全国用水总量控制在 7000 亿立方米以内。为实现该目标，当时预计 2015 年，全国用水总量力争控制在 6350 亿立方米以内，到 2020 年控制在 6700 亿立方米以内。《2015 年国民经济和社会发展统计公报》数据显示，2015 年，全年总用水量为 6180 亿立方米，达到了预期目标。《中共中央关于制定国民经济和社会发展第十三个五年规划的建议》也明确提出，要实行最严格的水资源管理制度，以水定产、以水定城，建设节水型社会。这是党中央在深刻把握我国基本国情水情和经济发展新常态的前提下，提出的未来发展目标。而施行最严格的水资源管理制度，是破除水资源瓶颈制约的根本途径①。

"十二五"期间，我国已经初步建立了最严格的水资源管理制度，水资源开发利用控制、用水效率控制、水功能区限制纳污"三条红线"指标基本实现省、市、县三级行政区全覆盖，年度考核工作扎实开展。万元工业增加值和万元 GDP 用水量分别从"十一五"末的 90 立方米、150 立方米下降至 61 立方米和 105 立方米（2010 年可比价），农田灌溉水有效利用系数由 0.50 提高到 0.532，全国 175 个重要饮用水水源地水质达到或优于 Ⅲ 类标准的占 98.8%。

三　建设节水型社会，增强节水保护意识

1998 年，为了加大节水工作的力度，水利部提出了开展跨世纪节水行动。从 2000 年开始，这项工作得到了财政部的重视和支持，将跨世纪节水行动项目列为财政专项，给予资金支持。根据

---

① 陈雷：《全面落实最严格水资源管理制度　保障经济社会平稳较快发展》，《中国水利》2012 年第 10 期。

水资源严峻的形势、节水工作的需要和节水型社会建设的要求，2006 年开始在全国范围内推动节水型社会建设。其基本内涵是指人们在生活和生产过程中，对水资源的节约和保护意识得到了极大提高，并贯穿水资源开发利用的各个环节。在政府、用水单位和公众的参与下，以完备的管理体制、运行机制和法律体系为保障，通过法律、行政、经济、技术和工程等措施，结合社会经济结构的调整，实现全社会的合理用水和高效益用水。项目的工作内容涉及节水型社会建设的政策制定、改革管理体制、试点工作开展、技术推广和加强宣传等方面。

节水型社会建设的核心就是通过体制创新和制度建设，建立起以水权管理为核心的水资源管理制度体系、与水资源承载能力相协调的经济结构体系、与水资源优化配置相适应的水利工程体系；形成政府调控、市场引导、公众参与的节水型社会管理体系，形成以经济手段为主的节水机制，树立自觉节水意识及其行为的社会风尚，切实转变全社会对水资源的粗放利用方式，促进人与水和谐相处，改善生态环境，实现水资源的可持续利用，保障国民经济和社会的可持续发展。至此，全国上下掀起了节水型社会创建工作，全民节水活动得到积极响应。

"十二五"期间，我国全面推进节水型社会建设，完成 100 个全国节水型社会试点建设任务，试点地区万元工业增加值用水量年均下降 9% 以上，远高于全国同期平均水平；各地开展了 200 个省级试点建设，形成了一批可复制、可推广的经验，以点带面，推动将节约用水贯穿经济社会发展和群众生活生产全过程。

十几年来，无论是中央政府还是普通群众，节水意识不断得到增强。国家层面，"十二五"期间，中央出台了《关于加快水利改

革发展的决定》，召开了中央水利工作会议，就推进水利改革发展做
出全面部署。习近平总书记就保障国家水安全发表重要讲话，明确
了"节水优先、空间均衡、系统治理、两手发力"的新时期水利工
作方针。国务院出台《关于实行最严格水资源管理制度的意见》，做
出加快推进节水供水重大水利工程建设的决策部署，制定了《水污
染防治行动计划》。中央的一系列重大决策部署，绘就了中国特色水
利现代化的宏伟蓝图，为当前和今后一个时期水利改革发展和现代
化建设明确了目标，指明了方向。

专栏 4 - 1：中国节水型社会试点的主要经验 ⋯⋯⋯⋯⋯⋯⋯⋯⋯

（一）加强领导，统一管理水资源

节水型社会建设是全面建立节约型社会和循环经济发展
模式的重要组成部分，不仅关系各项涉水事务，而且涉及整
个社会意识形态、生活生产方式和社会管理制度的深刻变革，
必须切实加强领导，全面落实规划方案，才能真正收到实效。
例如，天津市制定了《天津市节约用水条例》，要求各级政府
切实加强对节水工作的领导，把节水纳入国民经济和社会发
展规划，施行节约用水责任制。

（二）全面动员，公众参与

建设节水型社会离不开全社会的支持和参与，必须发动
群众，树立节水理念，使节水成为每个社会成员的自觉行动。
例如，西安市被确定为节水型社会建设试点以后，召开了由
各级党政领导和社会各界代表参加的动员大会，对节水型社
会建设试点工作进行了全面部署，并通过各种媒体向全社会
广泛宣传。

（三）优化经济结构和生产力布局

优化结构，调整布局，建立与水资源承载能力相适应的节水型经济结构，是节水型社会建设的一个基本要求。例如，张掖市通过调整经济结构，从产量大市向经济强市转变，并决定实施"工业强市、产业富民、推进城镇化进程"三大战略。

（四）因地制宜，突出重点

大连市针对水资源短缺、供需矛盾突出的特点，以抑制需求增长、减少供水损失、开发替代水源、提高用水效率为重点，缓解缺水矛盾，防止生态恶化。

绵阳市按照"定额管理、水价调节、数字调度、防污治污、人水和谐"的理念，制定了水资源相对丰沛地区建设节水型社会的对策措施。

张家港市坚持"节水与防污"并重，大力发展节水工业、节水型生态农业和绿色养殖业，把提高用水效率和废污水处理率放在突出位置。

资料来源：王浩：《中国可持续发展总纲——中国水资源与可持续发展》，科学出版社，2007。

第二节　中国水资源管理中存在的问题

一　水资源的管理体制不健全

为了合理开发、利用、节约和保护水资源，2002年8月29日，第九届全国人民代表大会常务委员会第二十九次会议修订通过了《中华人民共和国水法》（以下简称《水法》）。在该法第一章第三条指出，水资源属于国家所有。水资源的所有权由国务院代表国家行使。而第一章第十二条同时强调，国家对水资源实行流域管理与行政区域管理相结合的管理体制。这对于强化我国水资源管理体制的认识提供了保障，尽管伴随社会主义市场经济体制的不断完善，我国水利工程建设项目取得了可喜成绩，但是在水资源的管理体制中仍然存在很多问题，亟待改善。

首先，我国水资源的产权状况不明确，在现有水资源管理中，容易出现"谁先发现、谁先开发、谁先受益"的现象，这就造成了在开发和利用水资源时，缺乏必要的利益协调机制，也违背了《水法》的相关规定及设计初衷，极易带来水资源管理的非科学性，使得水资源的供需矛盾更加突出。其次，在水资源管理过程中，水资源价格过低，管理机构冗杂，人员数量比较多，而且结构方面存在并存情况，技术方面也相对薄弱，导致了企业在管理中重建设轻管理的问题[①]。

水资源管理体制的不健全，势必带来对水资源管理的涣散，也对水资源的利用和保护带来了极大挑战。因此，完善水资源管理体制，对于中国水安全具有重要作用。

二　水资源管理缺乏战略性规划

尽管地球表面近 70% 被水覆盖，但是可供人类生存和生活的淡水资源却较为稀缺，能够直接为人类直接使用的更是屈指可数。

[①] 张志刚：《水资源管理存在的问题及对策措施》，《科技创新与应用》2014 年第 24 期。

目前，人类很大程度上依赖于对地下水的索取，地下水已经成为人类维系生存和生命的源泉。但是，伴随着人口的激增、工业化进程的加快、地表水资源的污染与浪费日益严重，地下水资源已经遭到了极大的破坏，加上人类对于地下水的需求及开采量逐年增加，需要对水资源管理尤其是地下水资源开发进行战略性规划，实行更为严格的管理制度。

同时，由于受到社会经济、发展历史及地理位置等因素影响，中国水资源分布存在较明显的地区差异。各地区在水资源管理中，必然要面临着诸多差异。采取一刀切方式，开展水资源规划，显然不利于地区未来发展。

对于水资源可持续利用的战略目标和总体思路不明确，主要根源在于未充分考虑地区发展过程中水资源条件、利用水平、未来经济社会发展和技术进步等因素。由于对水资源配置工程的总体布局未做出准确判断，所提出的水资源管理措施和水资源保护对策也就失去了应有的作用。2014 年，习近平总书记就已经提出了"节水优先、空间均衡、系统治理、两手发力"的治水总思路，其中，他强调科学指导水资源保护开发利用，要有个总体规划。规划是水资源保护开发利用的基础性工作，是指导水安全工作的遵循。由此表明，水资源管理要从战略的角度出发，谋划全局，利在长远。

三 水资源低价利用，浪费普遍

自然资源是支撑国民经济与社会发展的重要物质基础，对于国家而言，更是一笔宝贵的财富，但是由于长期以来，人类过度开发利用资源，造成了资源开发的"无偿、无序、无度"状态。从可持续发展理论出发，对可再生资源和不可再生资源进行合理定价，是保护自然资源、促进可持续发展的重要保证。现阶段我国水价政策不尽合理，主要表现为：征收标准普遍偏低，水价未体现水资源用途，水价决定机制不完善，以及水价结构不合理，等等。只有遵循市场化机制，水价政策才能从经济增长战略目标转变为节水和优化水资源配置的政策工具[①]。就全球范围而言，中国水价也处于较低水平。与全球平均水平相比，中国的供水水价仅为世界平均水平的17%，污水处理价格为世界平均水平的14%，综合水价为世界平均水价的16%。电价方面，中国工业用电价格为全球平均水平的82%，而民用电价约为40%。尽管近几年，伴随着环保意识和生态可持续发展观念的逐步深入，各地区已经意识到水资源的问题，均推出了新的水价标准，如北京在2015年将居民生活用水水价提高到3.64元/立方米，较2014年的2.96元/立方米增长了22.97%。但是，就水价占收入比重而言，水价支付目前仅占我国城镇职工平均可支配收入的0.7%，远低于世界平均水平的1%～3%。

较低的水价与逐渐提高的生产成本带来了许多企业亏损，同时，在人类的意识中，普遍认为水资源是取之不尽、用之不竭的，没必要过分节约，这一想法使得本就紧张的用水局势更加紧迫。洗漱或洗菜不关水龙头、洗衣机水位过高、老式坐便器水箱容量过大、自来水管发生漏水未及时修理、洗车用水未循环使用等浪费水资源的现象随处可见，更加加剧了中国水资源的紧缺。

四　水资源利用方式粗放，效率较低

目前，人类对于水资源的开发与利用已经经历了传统水利、

---

① 黄庆华、刘建徽：《我国水资源定价的内在机理及其配置效率》，《改革》2014年第3期。

工程水利和资源水利三个阶段。自新中国成立以来，我国对于水资源的开发已经进入了工程水利阶段，在该阶段，主要采用外延性扩建水利工程的方式增加供水，造成了水资源开发利用方式的粗放，加重了水资源开发利用的成本。

水利部部长陈雷在 2014 年《求是》上撰文指出，我国人均水资源占有量为 2100 立方米，仅为世界平均水平的 28%，正常年份缺水 500 多亿立方米。目前，我国用水方式还比较粗放，万元工业增加值用水量为世界先进水平的 2 ~ 3 倍；农田灌溉水有效利用系数 0.52，远低于 0.7 ~ 0.8 的世界先进水平。水资源利用方式粗放，用水效率低，既浪费了水资源，又对社会经济可持续发展具有一定的限制作用。从世界范围来看，我国水资源利用的效率和效益与发达国家相比有很大差距，全国平均每立方米水实现国内生产总值仅为世界平均水平的 1/5，在工业用水重复利用率指标中，中国仅为 60% 左右，低于发达国家 85% 的水平。

同时，我国部分重点河流流域在水资源开发利用时，存在过度开发问题，如黄河流域开发利用程度已经达到 76%，淮河流域也达到了 53%，海河流域更是超过了 100%，已经超过承载能力，引发一系列生态环境问题。

第三节　中国水资源管理的未来目标

一　更加严格的水资源管理制度

2012 年 1 月，国务院发布了《关于实行最严格水资源管理制度的意见》，这是继 2011 年中央一号文件和中央水利工作会议明确要求实行最严格水资源管理制度以来，国务院对实行该制度做出的全面部署和具体安排，是指导当前和今后一个时期我国水资源工作的纲领性文件。2013 年 1 月 2 日，国务院办公厅发布《实行最严格水资源管理制度考核办法》。

在《关于实行最严格水资源管理制度的意见》中明确提出，要建立如下四项制度。

一是用水总量控制。加强水资源开发利用控制红线管理，严格实行用水总量控制，包括严格规划管理和水资源论证，严格控制流域和区域取用水总量，严格实施取水许可，严格水资源有偿使用，严格地下水管理和保护，强化水资源统一调度。

二是用水效率控制制度。加强用水效率控制红线管理，全面推进节水型社会建设，包括全面加强节约用水管理，把节约用水贯穿经济社会发展和群众生活生产全过程，强化用水定额管理，加快推进节水技术改造。

三是水功能区限制纳污制度。加强水功能区限制纳污红线管理，严格控制入河湖排污总量，包括严格水功能区监督管理，加强饮用水水源地保护，推进水生态系统保护与修复。

四是水资源管理责任和考核制度。将水资源开发利用、节约和保护的主要指标纳入地方经济社会发展综合评价体系，县级以上人民政府主要负责人对本行政区域水资源管理和保护工作负总责。

同时，未来的水资源管理制度也将在管理目标、管理制度体系、管理措施和责任主体等方面有所侧重，主要表现为以下几点。

一是管理目标更加清晰。

在中国最严格的水资源管理制度下，尤其是用水总量的控制定在 2030 年，是要求它不超过 7000 亿立方米。除了红线目标之外，为了实现这样红线目标，还提出了 2015 年和 2020 年阶段性的控制目标。

二是管理制度体系更加严密。

在最严格的水资源管理制度框架下，要完善和细化用水总量的控制制度，取水许可和水资源有偿使用制度、水资源论证制度、计划用水制度、水功能区管理制度等制度的具体内容和要求，使每一项水资源的开发利用、节约保护的行为都有章可循。

三是管理措施更加严格。

管理措施的严格体现在如下几个方面：一是对取用水总量已经达到或者超过控制指标的地区，要暂停审批建设项目的新增取水；二是对于取水总量接近控制指标的地区，就要限制审批新增取水；三是制定节水的强制性标准禁止出售不符合节水强制性标准的产品；四是对现状的排污量如果超出水功能区限制纳污总量的地区，要限制审批新增的取水，限制审批入河排污口。

四是责任主体更加明确。

县级以上人民政府的主要负责人要对水资源管理和保护负总责，制定相应严格的考核和问责制度。随着居民生活水平的提高和城镇化进程的推进，居民的生活用水量会逐步增加，在用水总量超出该地用水总量控制指标的情况下，规定对生活用水不限制，优先保障群众的生活用水。

二　更加完善的水资源管理制度

（一）水资源管理的经济制度

相对于社会经济发展，水资源的短缺程度将会更加突出。根据市场经济规律，水资源价格应该体现出水资源的稀缺性。

在农业用水管理领域，为实现突出"节奖超罚"，统筹考虑市场供求关系、资源稀缺程度、环境保护要求、社会可承受能力等因素，加快推进农业水价综合改革，塑造利用农业节水的制度，大力发展节水农业。

在工业用水管理领域，塑造利于工业节水的制度，建造节水型工业。为此，应做好以下两方面的工作。首先要实行节水考核制度，对于定额以内的用水，采用较低的费率；高于配额的用水，则按分级提价的原则，收取较高的水资源税、费。为了鼓励节约用水，可允许企业对节水部分进行有偿转让，以促进节水成本低的企业率先节水，从而带动整个工业向节水方向迈进。其次是严格实行用水许可证制度。目前无证开采、超量开采现象非常普遍，为此应加大投入，搞好执法检查。

在城市用水层面，塑造利于城市生活节约用水的制度，全面实行非居民用水超计划、超定额累进加价制度，全面推行城镇居民用水阶梯水价制度，充分发挥水价在节水中的杠杆作用，从而加强生活用水的节约管理。

（二）水资源管理中的污水治理制度

污水治理方面需要一套完善的制度安排，未来将会在如下几个方面加强制度建设。一是污染控制规划制度。根据可持续发展的要求编制污染控制计划，根据河流的水质现状和自净能力将污染控制标准分配到各地。二是排污许可证制度。国家应通过对如排污许可证适用的范围、总量控制指标的确定、违反排污许可证制度应承担的法律责任、排污许可证内容的修改、限制条件的增加和撤销、颁发许可证的程序以及许可证的有偿转让等内容从法律、法规上加以明确规定，以建立健全排污许可证制度，使之有效地发挥减少污染、防治并举的作用。三是工业企业污染的管理制度，加强对工业企业尤其是乡镇工业企业的污染管理。四是从整个区域或流域出发，把水量、水质和水污染防治结合起来，统筹兼顾、统一规划。在建设流域性水利工程设施时，要考虑清水与污水的比例关系；在进行城市规划时，要把城市污水和工业废水的处理统筹考虑；根据污水的性质，处理后的用途及当地的自然、经济条件，采用多种处理途径。

三　水污染防治将成为水资源管理的重要内容

中国水资源管理的重中之重，在于"止污"而非"治污"，这一方面是解决水资源污染、提高水资源重复利用率、缓解水资源短缺的途径之一；另一方面是解决环境污染的有效路径。为此，在"十三五"期间甚至更长时期，要解决我国的水污染问题，需要在如下方面进一步加强控制管理。

（一）通过技术创新，减少耗水量

目前，中国水资源利用方面凸显出两个问题，即水资源短缺的同时，存在着严重的浪费与污染现象。而水资源的污染又加剧了水资源的短缺。同工业发达国家相比，中国许多单位产品耗水量要高得多。耗水量大，不仅造成了水资源的浪费，而且是造成水环境污染的重要原因。因此，需要通过企业的技术改造，推行清洁生产，降低单位产品用水量。

（二）建立城市污水处理系统

为控制水污染的发展，工业企业必须积极治理水污染，尤其是有毒污染物的排放必须单独处理或预处理。随着工业布局、城市布局的调整和城市下水道管网的建设与完善，可逐步实现城市污水的集中处理，使城市污水处理与工业废水治理结合起来。

（三）控制农业面源污染

农业面源污染包括农村生活源、农业面源、畜禽养殖、水产养殖的污染。要解决面源污染比工业污染和大中城市生活污水难度更大，需要通过综合防治和开展生态农业示范工程等措施进行控制。

四　多元化水资源开发利用格局将更加稳固

（一）地表水资源利用

地表水资源指地表水中可以逐年更新的淡水量，是水资源的重要组成部分，包括冰雪水、河川水和湖沼水等。地表水资源中，有很大一部分是无法利用的，区域地表水资源可利用量是指在可预见的时期内，统筹考虑生活、生产和生态环境用水，在协调河道内与河道外用水的基础上，通过经济合理、技术可行的措施可供河道外一次性利用的最大水量（不包括回归水重复利用量）。

不同区域由于地表水资源禀赋差异性很大，利用程度也各不相同。在地表水丰富的区域，地表水必将成为水资源利用的主题。

（二）地下水资源利用

近些年来，中国地下水资源开采速度持续增加，在一些地方形成了巨大的地下漏斗。有关数据表明，全国 657 个城市中有 400 多个以地下水作为饮用水源，北方地区 65% 的生活用水、50% 的工业用水和 33% 的农业灌溉用水来自地下水。北京、天津、河北、河南、山东、山西、陕西、甘肃和新疆等许多地区地下水均处于超采状态。因此，为了区域的可持续发展，应对地下水资源实行全面保护和审慎开采。

此外，从前面的有关章节论述中，也已经了解到，中国地下水资源的污染状况也不容乐观，相关部门必须给予足够的关注。

（三）海水直接利用及其淡化利用

在沿海区域，海水的直接利用将是解决这些区域水资源短缺的主要措施之一。从海水直接利用的国际经验来看，英、法、荷、意等国在火力发电、核电、冶金以及石油化工等行业的脱硫、回注采油、制冰和印染等方面，以及生活方面的冲厕、冲灰、洗涤、和消防等方面直接利用海水代替淡水，实现了节约淡水资源的目的。

在中国沿海地区，海水也开始用于电力、化工、石化等领域的直流冷却和循环冷却、消防系统用水、海水冲厕等方面。但总体情况来看，海水直接用于化工、石化等行业领域的份额，相对于其体量和规模来讲，还远远不够，有待提升的空间很大。

海水的淡化是未来解决淡水资源短缺的重要途径之一，但海水淡化的技术有待升级和推广。从全球范围来看，已形成以多级闪蒸、低温多效和反渗透为代表的三大海水淡化主流技术。

在中国，海水淡化技术已进入加速发展期，主要采用低温多效和反渗透技术淡化海水。但由于海水淡化的成本相对较高，淡化海水的价格从 6 元/吨到 10 多元/吨不等，严重影响了其推广和应用，沿海居民用作饮用水的仅占海水淡化工程供水总量的 13.6%。中国的在建和待建的多个海水淡化项目，大部分集中在浙江、山东、辽宁、天津等地，到 2020 年，中国海水淡化量将实现 250 万～300 万吨/日的目标。

（四）雨水资源化利用

尽管中国在雨水资源化利用方面取得了一定成效，但雨水利用工作仍需要进一步的重视和加强。特别是在大多数城市，主要以地表水（江河湖泊等）、地下水以及外调水（如南水北调）作为主要水源，对雨水的开发利用不够重视。可以说，雨水资源是继中水、海水之后人类的"第三水源"。

围绕雨水资源的综合利用，尽管中国已开展理论探索和科学研究，但在协调统筹雨水综合利用与排水设施规划建设、雨水综合利用与供水关系等方面还存在一些问题，相关的法律法规建设和技术规范与管理等工作滞后，各项基本设施不健全，再加上公众认识不足、公众教育缺失等原因，影响了其开发利用工作，使其重要性没有得到应有的体现。

在中国广大地区积极推广应用雨水资源化技术，无论从环保、解决水资源短缺的视角，还是从技术设施和运营成本视角来看，雨水收集和利用都具有非常好的发展前景，是对中国水资源短缺的一个有效补充。

（五）污水资源化利用

污水资源将是未来解决区域水资源短缺的一个主攻方向。随着中国政府对环境治理重视程度的日益提高，工业废水处理受到高度关注，治污能力与达标排放率都不断提高，污水资源化利用量越来越大，一些地方再生水成为区域内一个非常稳定的水源。

目前，无论是在技术力量层面，还是在经济实力层面，中国都具备了污水治理及资源化利用的能力，而且积累了一定的成功经验。因此，实现污水资源化利用，提高水重复利用率，不仅是未来较长时期污水治理的目标，更是弥补水资源短缺的一条有效路径。

五 节水将成为水资源管理的主旋律

随着城镇化、工业化、农业现代化进程的加快，中国水资源短缺对社会经济发展的约束越来越凸显出来，因此，在资源性缺水、工程性缺水、水质性缺水并存的背景下，节约用水将会成为未来水资源管理的重要内容。

节水是一个复杂的系统工程，涉及生产生活的各个领域，因此，需要在观念、意识、措施等各方面把节水放在优先位置，切实把节约用水贯穿经济社会发展和生活生产全过程。

在农业领域，节水强农将会成为主要内容。根据不同地域水资源状况、农业生产状况，积极发展东北节水增粮、西北节水增效、华北节水压采、南方节水减排等区域规模化高效节水灌溉，加快大中型灌区续建配套和节水改造。

在工业领域，将会进一步突出节水降耗，大力推广工业水循环利用，普及节水工艺和技术，重点实施高耗水工业行业节水技术改造。

在生活领域，通过节水措施，控制水资源需求将会得到强化。城市、县城、建制镇以及乡层面的公共供水管网将会得到改造与完善；在用户层面，将会陆续淘汰不符合节水标准的生活用水器具；在服务业层面，将大力发展低耗水、低排放的现代服务业，推进高耗水服务业节水技术改造，全面开展节水型单位和居民小区建设。

第五章　中国保障饮水安全的经验、
　　　　问题及未来目标

第一节　中国实现饮水安全的经验

　　中国是世界上人口最多的国家，伴随着城市化和工业化进程的逐步推进，对于用水的需求也在不断增加。2011 年，全国 665 个城市用水量共 440 亿吨水，平均每个城市使用 6617 万吨水。按此计算，当中国城镇化率达到 2020 年的 60% 时，城市的需水量将有可能达到 580 亿吨。如何确保工业、农业和生活用水，成为当今中国亟须思考的话题。在历经改革开放以来的 30 多年发展过程中，面对用水量的激增及较为严峻的水资源形势，中国在保障生活和生产用水的举措中，积累了许多成功经验，极大地保护了人民群众的切身利益，也为社会经济发展的提供了重要支撑。特别是，对安全饮水的保护，尊重了人民群众生存的权利，维护了社会秩序的安定团结。

一　政府主导的安全饮水基础设施建设

　　党的十八大以来，国家各项事业实现了有序过渡，取得了稳定推进。在用水方面，习近平总书记提出了"节水优先、空间均衡、系统治理、两手发力"的治水思路。李克强总理在 2016 年 2 月 1 日视察宁夏回族自治区固原市中庄水库的城乡饮水安全工程建设工作时，指出饮水安全不仅是民生工程，也是发展工程，将带动当地城镇化进程。在此推动之下，各省级、县级政府也将安全饮水工作列入每年的《政府工作报告》中，加强了对安全饮水工作的监管，促进了安全饮水工作的顺利进行。

2016 年 2 月，国家发改委、水利部、财政部、卫生计生委、环境保护部、住房和城乡建设部等六部委联合发布《关于做好"十三五"期间农村饮水安全巩固提升及规划编制工作的通知》，明确了"十三五"期间全国农村饮水安全工作的主要预期目标是：到 2020 年，全国农村饮水安全集中供水率达到 85% 以上，自来水普及率达到 80% 以上；水质达标率整体有较大提高；小型工程供水保证率不低于 90%，其他工程的供水保证率不低于 95%。推进城镇供水公共服务向农村延伸，使城镇自来水管网覆盖村的比例达到 33%。健全农村供水工程运行管护机制，逐步实现良性可持续运行。并要求各地要根据各自实际，考虑到 2020 年全面建成小康社会、打赢脱贫攻坚战的要求，合理确定全省预期目标和到县级的分解目标，并相应确定巩固提升工程"十三五"规划建设任务和投资规模。由此表明，"十三五"时期的安全饮水工作将持续推进，并将得到极大程度的改善。

同时，为确保安全饮水工作有序进行，国家先后颁布了多部法律法规，用于规范城镇和农村安全用水，保障了安全饮水工作的依法进行。2002 年 10 月 1 日《中华人民共和国水法》的颁布实施，成为保护水资源、实现水资源可持续利用的保证。此外，《中华人民共和国水污染防治法》《〈中华人民共和国水污染防治法〉

实施细则》《中华人民共和国传染病防治法》《生活饮用水卫生标准》（GB5746—2006）等法律、规章的发布，也极大地保障了人民群众的用水权利，保证了人民群众的饮水安全。

二 多渠道筹措资金，保障农村居民享用安全饮水

由于受到社会经济因素影响，中国安全饮水存在较为明显的城乡差异，城镇居民饮用水安全相对农村地区而言，表现较优。为解决农村居民安全饮水问题，从 2005 年起，国家就启动了农村饮水安全应急工程，中国水利部统计数据显示，已累计建成集中供水工程 37 万多处、分散供水工程 130 多万处，解决了 4.1 亿名农村居民和农村学校 3200 多万名师生的饮水安全问题。农村集中供水受益人口比例由 2005 年的 40% 提高到 2013 年的 73%。

在资金支持的国家层面，水利部统计数据显示，"十一五"期间，全国实际对农村饮水安全的投资 1053 亿元，其中中央财政拨款 590 亿元，地方配套和群众自筹 439 亿元，社会融资 24 亿元，解决 2.18 亿农村人口的饮水安全问题。在财政资金方面，"十一五"期间，国家对治理农村饮水安全的投入就采取中央投入占比 2/3，其余资金由地方政府配套，其中地方配套的资金主要以省级财政投入为主，而中央财政的划拨又重点向中西部倾斜，具体的比例是——东部中央拨款占 30%、中部占 60%、西部则高达 80%。

地方政府也积极推动农村安全饮水工作，保障人们的饮水需求。2014 年，陕西省完成农村饮水项目投资 14.3 亿元，解决了272 万人的饮水安全问题；辽宁省则投入建设资金 9.27 亿元，新建集中供水工程 1876 处，日新增供水能力达 7.2 万立方米。

2005～2015 年，甘肃省累计投入资金 113.52 亿元，其中中央投资 74.9 亿元，省级配套 13.74 亿元，贷款 9.56 亿元，市县及群众自筹 11.72 亿元。建成集中供水工程 6069 处，水窖、小电井等分散供水工程 8.17 万处，解决了 1633 万名农村人口的饮水安全问题。

2015 年 7 月 24 日，《中国实施千年发展目标报告（2000～2015 年）》指出，中国城镇供水设施建设工作稳步发展，供水能力不断提升，持续获得安全饮水的人口比例大幅提高。截至 2013 年底，城镇供水服务人口达 7.06 亿，91.93% 的城镇人口享受到集中统一的供水服务。而在农村，自 2000 年开始中国先后实施了农村饮水解困工程和农村饮水安全工程。截至 2014 年底，中国农村供水工程建设累计投资 2453 亿元，解决了 4.67 亿农村居民和 4056 万名在校师生的饮水安全问题。

三　划定饮用水水质标准，改善水质质量

受水文地质条件以及开矿等人类活动影响，沿海区、低平原区、湖区、河套、洪泛区、山前洼地、矿区等易沉积地区，部分地下水有害矿物质成分高，如氟、砷、铁、锰或含盐量超标，这些水或感官性差、或不能直接饮用、或长期饮用后会对身体健康造成损害，甚至可能会导致氟中毒、砷中毒等地方病。为切实保障供水水质安全达标，保证人民群众身体健康，我国已经先后制定了多部有关生活饮用水的标准，1959 年建设部和卫生部就共同编制了《生活饮用水卫生规程》，成为较早关注安全饮水的法规；1976 年卫生部制定《生活饮用水卫生标准》（编号为 TJ20—76）；1985 年卫生部在吸纳世界卫生组织《饮用水质量标准》和发达国家饮用水卫生标准的经验基础上，制定了《生活饮用水卫生标

准》（GB5749—85），将水质指标由 23 项增至 35 项；2006 年卫生部对 1985 年版《生活饮用水卫生标准》进行了修订，并正式颁布了新版《生活饮用水卫生标准》（GB5749—2006），此次修订将标准中的指标数量由 35 项增至 106 项，对原标准的 8 项指标进行了修订，指标限量也与发达国家的饮用水标准具有可比性。

各级政府坚持工程建设和水源保护"两同时"制度，依法规范水源保护区或保护范围划定工作，做到了"建一处工程，保护一处水源"，对人为因素引起水源变化、水质污染或工程损坏造成群众饮水困难的，要追究责任并督促限期整改。进一步强化了水质净化处理，规范消毒设施的安装、使用和运行管理。针对一些地方微生物指标特别是大肠菌群超标的问题，增装相应的水质处理设备，采取加氯、紫外线和臭氧消毒等措施，进一步提高了水质合格率。同时，着力抓好农村饮水安全工程水质检测能力建设，依托较大规模水厂、供水管理机构和卫生疾控部门现有水质监测机构，分期分批建设和完善区域农村饮水安全水质检测中心，满足常规水质检测需求。

四 加强饮用水水源地保护，从源头确保饮水安全

从源头加强饮用水安全保护，既确保了人民群众有干净的饮水，又促进了整个生态系统的良性健康运行。所谓饮用水水源地，一般是指提供城乡居民生活及公共服务用水取水工程的水源地域，包括河流、湖泊、水库、地下水等。而饮用水水源地保护是为保证饮用水质量对水源区采取的法律与技术措施。目前，中国已经确立了最严格的水资源管理制度，构建了水资源开发利用控制、用

水效率控制、水功能区限制纳污三条红线，推进水功能区分级分类管理，强化水资源水环境刚性约束。同时，中国还建立了水源地保护规划体系，明确了中国各重要水域的水质保护目标。在立法方面，为加强饮用水水源地环境保护工作，2007 年，国家发改委、住房和城乡建设部、水利部、卫生部和环境保护部联合印发《全国城市饮用水安全保障规划（2006～2020 年）》，2010 年，五部门又联合印发《全国城市饮用水水源地环境保护规划（2008～2020 年）》，这是我国第一部饮用水水源地环境保护规划，将有效指导各地开展饮用水水源地环境保护和污染防治工作。"十二五"期间，我国建立了全国城市集中式饮用水水源环境状况年度评估机制，村庄饮用水水源地得到有效整治，实施了水源地水质监测实施方案，全国 329 个地级及以上城市集中饮用水水源取水达标率为 96.2%。其中，"十二五"前四年，已解决 2.81 亿名农村人口的饮水安全问题，全国农村集中式供水人口比例由 2004 年的 38%增加到 2014 年的 78%，增幅明显。

　　水源保护区是国家对某些特别重要的水体加以特殊保护而划定的区域，国家已通过多项法律法规对水源保护做出了明确指示。1984 年的《中华人民共和国水污染防治法》第十二条规定，县级以上的人民政府可以将下述水体划为水源保护区：生活饮用水水源地、风景名胜区水体、重要渔业水体和其他有特殊经济文化价值的水体，国家对某些特别重要的水体加以特殊保护而划定的区域。2006 年 5 月，国家环保总局发布《全国饮用水水源地环境保护规划》，该规划按照科学性、可操作性的规划编制原则，指出截至 2020 年，将规划期分为近期、中期、远期三个阶段，达到分期规划、分步实施、重点明确、便于操作的目的。2011 年，国务院批复了《全国重要江河湖泊水功能区划》，确定全国大型饮用水源区和调水水源保护区 804 个，区划河长 1.7 万千米，明确了这些重要水域的水质保护目标。同时，水利部已启动国家水资源监控系统和国家地下水监测工程，进一步提高水源地保护水平和水安全系数。2014 年 4 月 24 日，十二届全国人大常委会第八次会议表决通过了《环保法修订案》，新《环保法》在饮用水水源地保护方面进一步加大管理和处罚力度。

五 强化饮水安全保护意识，加强水污染防治工作

水质的好坏直接影响到人民群众的身体健康，而保障饮水安全是一项长期的、动态的任务。为此，要在基层、在百姓生活中积极宣传饮水安全保护意识，从自身做起，防治水污染。2014 年 4 月兰州发生自来水苯含量超标事件，引发社会广泛关注，饮水安全意识再次进入社会大众关注的视野。因此，民众要时刻增强水资源忧患意识和水环境保护意识，保护饮用水水源安全。值得注意的是，近几年，净水市场保持高速增长趋势，"2015 互联网 + 智能净水行业论坛"数据显示，2014 年至 2015 年上半年，国内净水企业数量已经超过 3000 家，且每年仍以 30% ~ 40% 的速度增长。由此表明，公众对于安全饮水的需求日益增大，安全饮水意识在不断增强。

各级政府为提高人们生活质量，也加大了科普宣传教育力度。通过采取多种形式宣传安全饮水、节约用水、健康用水的意识，鼓励公众参与，建立和完善公众参与饮用水安全的监督等机制，有效地提升了公众的安全饮水意识。

专栏 5－1：中国水周 ···

　　1988 年，《中华人民共和国水法》颁布后，水利部即确定每年的 7 月 1 日至 7 日为"中国水周"，考虑到世界水日与中国水周的主旨和内容基本相同，因此从 1994 年开始，把"中国水周"的时间改为每年的 3 月 22 日至 28 日。从 1991 年起，我国还将每年 5 月的第二周作为城市节约用水宣传周。进一步提高全社会关心水、爱惜水、保护水和水忧患意识，促进水资源的开发、利用、保护和管理。

　　2016 年，中国水周活动的宣传主题为"落实五大发展理念，推进最严格水资源管理"。部分宣传口号为："节水优先、空间均衡、系统治理、两手发力""水是生存之本、文明之源、生态之基""创新、协调、绿色、开放、共享""落实五大发展理念，推进最严格水资源管理""践行绿色发展，建设生态家园""开发水电清洁能源，促进绿色低碳发展""依法治水，严格管水，科技兴水，保障国家水安全"。

　　资料来源：百度百科《中国水周》，http：//baike. baidu. com/link？url＝yt3Ipy6wNlwVfEJQ6u1b6TC98X＿ QP6BByuaxQVA 7jtgrrGE3 － bDhAq6FoGo0Q2O02B7LaTAyPzTCtYJT0cIQ ＿ ＿ ，2016 年 8 月 16 日。

···

第二节　中国解决饮水安全中存在的问题

　　饮水安全问题是全面建设小康社会的重大问题，涉及人民群众的生命健康，也涉及经济社会的可持续发展，是国家发展水平和发展质量的一个重要标志。虽然中国淡水资源较为匮乏，居民饮水面临挑战，但经过 60 多年的努力和发展，中国的饮水安全工作仍取得了可喜成绩，饮水设备不断改善，获得安全饮水的人口比例也逐渐攀升。但是，不可否认的事实在于，中国在解决饮水安全中仍存在许多不足之处。据报道，在中国，每年有 1.9 亿人患病与饮水不安全相关，有 6 万人死于水污染引起的疾病，大约有 3 亿人面临饮用水短缺的问题。因此，厘清中国现阶段饮水安全中存在的问题，对于下一阶段实现水资源保护、解决饮用水安全具有重要意义。

一 饮用水水质不达标

为保证人民群众身体健康和人民生活质量，国家已经先后颁布了多部《生活饮用水卫生标准》，用以衡量饮用水水质。但是，由于工业化进程和城镇化进程的推进以及人类保护水源意识的淡薄，饮用水质量一直令人担忧。环保部数据显示，中国有近 3 亿农村居民饮用不安全水源，20% 城市居民饮用水源地不达标。一半城市地下水污染严重，90% 城市河段受到不同程度的污染，57% 的地下水监测点位水质较差甚至极差；七大水系除长江、珠江水质状况良好外，海河重度污染，其余河流均为中度或轻度污染。

在地区分布上，西部一些地区，特别是黄土高原半干旱区，水资源极度缺乏，仅仅依靠雨水，不仅严重影响了工农业生产，也威胁到了该区域农村居民的生存。在中部一些农村地区，饮用水源存在着高氟、高砷、苦咸等严重问题，不宜长期饮用。如长期饮用高氟水，可引起地方性氟中毒，出现氟斑牙和氟骨症，严重的会造成骨头变形，甚至瘫痪，丧失劳动能力。

水利部的资料显示，目前水中污染物已达 2000 多种（2221）主要为有机化学物、碳化物、金属物，其中自来水里有 765 种（190 种对人体有害，20 种致癌，23 种疑癌，18 种促癌，56 种致突变：肿瘤）。在我国，只有不到 11% 的人饮用符合我国卫生标准的水，而高达 65% 的人饮用混浊、苦碱、含氟、含砷、工业污染、有传染病的水。2 亿人饮用自来水，7000 万人饮用高氟水，3000 万人饮用高硝酸盐水，5000 万人饮用高氟化物水，1.1 亿人饮用高硬度水，我国有 6 亿多人饮水不安全。

2014 年 11 月至 2015 年 1 月，中华社会救助基金会中国水安全公益基金在全国选取 29 个大中城市进行水质检测。其中北京、上海、广州、杭州等 18 个城市是直辖市或者各省省会；深圳、苏州、宁波、无锡、青岛、大连、厦门 7 个是经济发达的大中城市。此外，还特别抽取了位于湖南省的衡阳、邵阳、娄底、郴州 4 个城市。按照《生活饮用水卫生标准》（GB5749—2006）的要求，共选取 20 项能直观反映水质的检测指标。选取水样 89 个，采样严格按照检测机构要求进行，并在样品规定的保存时间内送至当地的第三方专业检测机构进行检测。监测结果表明，29 个城市中有 15 个城市的 20 项饮用水指标全部合格，约占抽检城市总数的 52%；14 个城市存在一项或多项指标不合格的情况，约占抽检城市总数的 48%。

二　饮用水水源受到严重污染

饮用水水源质量直接关系千家万户的"水龙头"，直接关系人民群众的身体健康。随着大量的工业废弃物、农业污染物、生活垃圾等大量未经处理的废弃物排放，中国地表水和地下水面临着污染日益加剧的风险，也在很大程度上造成了饮用水源地的水质污染。其可以分为细菌和微生物污染、有机物污染、富营养化污染、有毒物污染、热污染和放射性污染等形式。《中国城市饮用水安全保障规划》数据表明，全国 115 个地下水源地中，有 35% 不合格。同时，在广大农村地区，还受到包括养殖废水和生活污水的无序排放而导致的当地地表水和地下水污染。

水利部 2016 年 1 月数据显示，全国地下水普遍"水质较差"。具体来看，水利部于 2015 年对分布于松辽平原、黄淮海平原、山西及西北地区盆地和平原、江汉平原的 2103 眼地下水水井进行了监测，监测结果显示：IV 类水 691 个，占 32.9%；V 类水 994 个，占 47.3%，两者合计占比为 80.2%。简而言之，就是 80% 的浅表地下水处于被污染的状态。据环境部门监测，中国七大水系中一半以上河段水质受到污染，全国 90% 的城市水域污染严重，50% 的城镇水源不符合饮用水标准，40% 的水源已不能饮用。

三 生活污水随意排放

生活污水主要是城市生活中使用的各种洗涤剂和污水、垃圾、粪便等，多为无毒的无机盐类，生活污水中含氮、磷、硫多，致病细菌多。生活污水的随意排放，容易造成病原物污染、需氧有机物污染、富营养化污染、有毒物质污染和地下水硬度升高等问题。我国污水处理产业发展进步较晚，新中国成立以来到改革开放前，我国污水处理的需求主要是以工业和国防尖端使用为主。改革开放后，国民经济的快速发展，人民生活水平的显著提高，加快了对污水处理的需求。进入 20 世纪 90 年代后，我国污水处理产业进入快速发展期，污水处理需求的增速远高于全球水平。

目前，我国污水处理面临着污水增多、资金短缺、设备落后等诸多困境。尽管 2002 年，《城镇污水处理厂污染物排放标准》的发布实施，为全国污水处理提供了标尺，也为推动生活污水排放和治理提供了依据，但是，现实生活中，污水随意排放现象屡见不鲜。《全国环境统计公报（2014 年）》报告显示，2014 年，全国废水排放总量 716.2 亿吨。其中，工业废水排放量 205.3 亿吨、城镇生活污水排放量 510.3 亿吨（占废水排放总量的 71.25%）。废水中化学需氧量排放量 2294.6 万吨，其中，工业源化学需氧量排放量为 311.3 万吨、农业源化学需氧量排放量为 1102.4 万吨、城镇生活化学需氧量排放量为 864.4 万吨。废水中氨氮排放量 238.5 万吨。其中，工业源氨氮排放量为 23.2 万吨、农业源氨氮排放量为 75.5 万吨、城镇生活氨氮排放量为 138.1 万吨。

目前，国内针对生活污水的处理，比较典型的五种形式是：间歇活性污泥法（SBR）、吸附再生（接触稳定）法、氧化沟、连续进水周期循环延时曝气活性污泥法（ICEAS）和生物脱氮除磷工艺（A/A/O）等，这些方法虽然各有优劣，但是与国际发达国家的污水处理技术水平和处理设备仍存在很大差距。

第三节　中国饮水安全的未来目标

为确保中国在实现联合国《2030 年可持续发展议程》中所确立的目标，中国政府应该在不断总结成功经验的同时，及时发现饮水安全现存问题，通过借鉴国外发达国家的先进技术和设备，推进中国饮水安全的发展。

一 将更加关注水源地建设，探索构建科学合理的生态补偿机制

饮用水安全事关人民群众身体健康、生活质量和社会和谐。加强饮水源地生态保护，建立安全优质的供水体系是最大的民生工程。水源是饮水工程的基础，饮用水水源地的保护实质上体现了人类活动与环境保护之间的密切关系。水源地的建设保护与社会发展相适应，在城市化发展和产业布局时，要充分考虑水源地保护的要求，协调好水源地水域保护与水域开发利用问题、协调好水源地路域保护与土地集约开发利用问题。至于农村饮用水水源地建设方面，应该逐渐缓解供水水源地与各农村之间的利益冲突，构建完善的水源地生态补偿机制，在水源地生态补偿的标准、补偿原则、补偿途径及生态补偿责任保险制度等方面进行研究，这对于实现农村饮水安全及可持续发展具有深远的意义①。生态补偿，是维护饮水源生态安全、推进生态文明建设的重要制度保证。现行的补偿机制缺乏科学的分析评定，导致补偿不合理、不到位。要按照"谁排污、谁出钱；谁保护、谁得益；贡献大、得益多"的要求，明确责任与义务，切实解决保护与利用、上游与下游的矛盾，努力探索建立科学的补偿机制。

此外，在"十三五"环境保护规划中，要注重对水源地建设的整体布局，以特殊地域、特殊河流等为重点，强化责任保护意识，加强水源地的生态环境保护力度。进一步发挥政府部门在环境保护与生态建设方面的主导作用，加大投入、强化监管，同时

---

① 王晓梅、陈银萍、李玉强：《农村饮水安全研究进展与趋势》，《广东化工》2012 年第 7 期。

鼓励公众参与，尊重市场在资源配置中的决定性作用，加强舆论监督，多管齐下，共同做好饮用水水源地的环境保护工作。同时，推动水源地的生态经济示范区建设，建立水源保护与区域经济社会可持续发展的长效机制。

二　安全饮水运行机制建设更加健全

2015 年 4 月 23 日，张高丽在南水北调工程建设管理工作座谈会上强调，"要深化水质保护，把水污染治理和生态环境保护放到更加重要的位置，建立长效机制，加强水质监测，强化沿线污染源防控和水污染应急处置能力，确保水质稳定达标"。由此可见，建立完善饮用水运行机制建设，已经被提上重要日程。

由于我国水资源分布及水资源的需求存在地区差异，在制定饮用水运行机制建设时，应因地制宜，选择适合地区实际的运行管理模式，建立适于不同水域的水质监测体，不要千篇一律。地方各级人民政府要把工程管护摆在与工程建设同等重要的位置，确保每一处饮水安全工程都能建得成、管得好、用得起、长受益。同时，明确产权，坚持走"明确所有权、放开使用权、搞活经营权"之路，按照"谁投资、谁所有、谁受益"的原则，落实管理责任，确定工程运行管理主体，使经营管理主体借助市场机制中灵活多样的经营管理方式，加强经营管理，为受益群众提供良好的服务，达到工程良性运行、持续发展的目的①。以农村饮水安全工程运行管理长效机制建设为例，以国家和集体投资为主兴建的

---

① 贾宏骥、武福玉、成接安：《加强运行管理机制建设促进农村饮水事业发展》，《山西水利》2002 年第 4 期。

乡镇集中供水工程，由县或乡镇授权的项目法人负责管理，以国家投资为主兴建的规模较小的跨村或单村供水工程，形成的资产归受益群众集体所有，由村民委员会或工程受益范围内的用水合作组织负责管理。由社会投资者投资兴建的集中供水工程，由业主负责管理①。

三　将更加强化饮用水水质监管，提高供水水质安全性

生活饮用水质量直接关系人民群众的健康安全，我国虽已建立了饮用水安全保障监管体系，但仍存在很多不足。我国缺水不安全源于两点。一是源于水质性缺水的不安全。首先，水源水质本身不达标。其次是饮水水源被污染。快速工业化、城镇化以及农业现代化进程中，工业废水、城镇生活污水的随意排放以及农业生产中化学投入品的过量使用，对饮水水源造成了严重的污染，从而对农村饮水安全构成了严重威胁。二是源于工程性缺水的不安全。在南方山区，特别是喀斯特地貌的区域，降雨、地表水都非常丰富，但由于缺乏饮水工程，这些水源难以得到有效利用，从而出现"居住水边无水喝"的局面。

值得注意的是，我国供水行业和有关卫生监督部门对饮用水水质标准给予了高度重视。2001 年 6 月，卫生部拟定了《生活饮用水卫生规范》，2006 年，国家标准委和卫生部联合发布的《生活饮用水卫生标准》（GB 5749—2006）用于监测水质质量。可以预见的是，未来中国对于水资源的需求将持续加大，未来水资源形

---

① 郎艳艳：《建立农村饮水安全工程运行管理长效机制探析》，《水利科技》2013年第 25 期。

势将更加严峻。这就需要国家采取更为严格的水质标准，目前，全世界具有国际权威性、代表性的饮用水水质标准有 3 部：世界卫生组织的《饮用水水质标准》、欧盟的《饮用水水质指令》以及美国环保局的《国家饮用水水质标准》。与国家水质标准相比，我国水质标准还存在有毒有害检测项目偏少、指标值不严、对感官项目重视不够、微生物项目尤其是致病源生物检测指标过于简单的缺点。而这些缺点也是下一阶段中国加强水质安全建设的重点。

第六章 中国解决环境卫生的成效、问题及未来目标

第一节 中国实现环境卫生的成效

伴随改革开放和经济全球化的发展、科学技术的进步以及人民生活质量的提高，广大人民群众对环境卫生和疾病的传播途径极为重视。环境卫生工作是与人民生活息息相关的公益事业，是经济发展的基础和保障。近年来，由于城市空间的拓展、城镇化进程的加快和人民生活水平的提高，城市环境卫生与经济、社会事业发展和人们日益增长的物质文化生活的需求还有一定差距。中国在实现经济快速发展的同时，也加大了环境卫生整治力度，推出了一系列的改革措施，在相关环境卫生领域取得了显著成效。

一 城市公共卫生服务功能体系基本完善

公共基础设施是经济和社会发展的基础与载体，是保证城市生存、持续发展的支撑体系，是国民经济和社会发展的基本要素。其供给状况的合理与否直接关系国民经济的发展和社会的全面进步。

近年来，我国基础产业和基础设施建设投资大幅增长，大批

项目建成投产，使基础产业飞速发展，基础设施能力极大增强，缓解了国民经济"瓶颈"制约，促进了经济又好又快发展。城市市政公用基础设施取得了显著成就。在城市供水、排水、污水处理、燃气、集中供热、公共交通、环境卫生和垃圾处理等方面都有很大程度的提高。城市公共卫生基础服务设施是城市赖以生存和发展的基础，是与人民群众生活息息相关的重要的基础设施，更是体现城市综合发展能力和现代化水平的重要标志。据统计2000~2014年全国城市公用市政基础设施固定资产投资从1891亿元增加到16246.9亿元，增长了7.6倍。《2015年城乡建设统计公报》数据显示，2015年末，城市供水综合生产能力达到2.97亿立方米/日，比2014年增长3.5%。年供水总量560.5亿立方米，其中生产运营用水162.4亿立方米、公共服务用水77.1亿立方米、居民家庭用水208.9亿立方米。用水人口4.51亿人，人均日生活用水量174.5升，用水普及率98.07%。同时，全国城市共有污水处理厂1943座，污水厂日处理能力14028万立方米，排水管道长度54.0万千米。城市年污水处理总量428.8亿立方米，城市污水处理率91.90%。城市再生水日生产能力2317万立方米，再生水利用量44.5亿立方米。

二　环境污染治理取得显著成效

"十二五"以来，我国经历了环境污染特别严重的发展阶段，也为环境污染治理付出了沉痛代价，但更多是在摸索中探寻出了治理环境污染的路径。

首先，污染物排放总量持续大幅下降，环境效益明显。2015年上半年，化学需氧量排放量下降，推动主要江河水环境质量逐步好转，重要的标志是劣 V 类断面比例大幅减少，由 2001 年的 44% 降到 2014 年的 9.0%，降幅达 80%。生活垃圾无害化处理方面，全国生活垃圾无害化处理能力逐年提高。中商产业研究院数据显示，2015 年全国设市城市生活垃圾清运量达到 1.92 亿吨，城市生活垃圾无害化处理量 1.80 亿吨，全国生活垃圾焚烧处理设施无害化处理能力为 21.6 万吨/日，占总处理能力的 32.3%。

其次，《水污染防治行动计划》（以下简称《水十条》）颁布实施。2015 年 2 月，中央政治局常务委员会会议审议通过了《水十条》，其按照"节水优先、空间均衡、系统治理、两手发力"原则，确定了全面控制污染物排放、推动经济结构转型升级、着力节约保护水资源、强化科技支撑、充分发挥市场机制作用、严格环境执法监管、切实加强水环境管理、全力保障水生态环境安全、明确和落实各方责任、强化公众参与和社会监督等 10 个方面 238 项措施。并力争到 2020 年，全国水环境质量得到阶段性改善；2030 年，全国水环境质量总体改善，水生态系统功能初步恢复；到 21 世纪中叶，生态环境质量全面改善，生态系统实现良性循环。

最后，我国的环境治理为解决国际环境问题做出了重要贡献。作为最大的发展中国家，中国在环境卫生治理方面采取了许多切实可行的行动应对气候变化，积极、建设性参与全球气候治理，提出中国方案，贡献中国智慧。环保部数据显示，截至 2015 年底，中国的城镇污水日处理能力由 2010 年的 1.21 亿吨增加到 1.82 亿吨，已成为全世界污水处理能力最大的国家之一。"十二五"以来，全国新增城镇污水处理能力 4800 万吨/日，约可新增服务人口 3 亿多人；累计污水处理能力达 1.75 亿吨，与美国的处理能力相当，已成为全世界污水处理能力最大的国家之一。

三　农村环境卫生治理提高了农民生活质量

早在 2005 年 12 月 31 日发布的中央一号文件中，中共中央就已经明确提出了建设社会主义新农村的重大历史任务，要求按照"生产发展、生活富裕、乡风文明、村容整洁、管理民主"的 20 字方针，协调推进并尽快改变农村生产、生活条件和整体面貌，进一步加快社会主义新农村建设。而党的十八大报告又提出"把生态文明建设放在突出地位"，凸显了中央政府对生态文明建设的重视程度，加强生态文明建设，农村是不可缺少的重点战场之一。农村环境卫生整治是重要的民生问题，其根本目的在于改变以往农村发展中的"脏、乱、差"等现象，事关农业的可持续发展、农民的切身利益和农村的和谐稳定，是社会主义新农村建设的重要内容，也是统筹城乡发展的必然要求，对于改善农民居住环境，提高农民生活质量、提升农民健康水平有着十分重要的意义。努力改变农村环境卫生，可以还农村清洁美丽面貌，提升群众幸福指数。

"十二五"以来，我国逐渐加大对农村环境卫生工作的保护和支持力度，用于农村环境卫生治理的资金呈递增状态，伴随着新农村建设和新型城镇化建设的推进，农村面貌已经发生翻天覆地的变化。农村环境卫生保护工作意识逐渐增强，乱倒垃圾、乱丢废弃物的现象开始好转，农村享有安全饮用水的比例也逐年提高。

2016 年 1 月，全国水利厅局长同时指出，"十二五"期间农村饮水安全工程总投资达 1768 亿元，建设了 23 万多处集中式供水工程和 50 多万处分散式供水工程。5 年间，农村集中式供水受益人口比例由 58% 提高到 82%，自来水普及率达到了 76%，农村供水保障率和水质合格率均有大幅提高。

第二节　中国环境卫生工作中存在的问题

环境卫生工作是城市生活链条的一个环节，其主要任务是通过管理和服务，改善和提高城市生活质量，与城市生活的各个方面有着密切联系。通过环境卫生状况，可以反映出城市发展和管理的水平。中国改革开放以来，环境卫生工作取得了巨大成效，但是，相对发达国家而言，也在许多方面存在不足。

一　生活垃圾产生量越来越大、成分越来越复杂

中国人民大学国家发展与战略研究院完成的《中国城市生活垃圾管理状况评估报告》指出，中国城市生活垃圾清运量大且增长快速，成为可持续发展障碍之一。数据显示，30 多年间城市生活垃圾增加 5.8 倍，从 1979 年的 2508 万吨增至 2012 年的 17081 万吨。而中国人均生活垃圾清运量处于较高水平，2012 年人均生活垃圾日清运量为 1.12 千克，未出现明显下降趋势，减量化没有取得实质性进展。城市生活垃圾无害化处理能力方面，呈现逐步提高趋势，2012 年已达 93.43%，但若考虑市辖区的农村部分，则无害化处理率仅为 62.02%，无害化处理设施的空气和水污染物排放信息缺乏公开。

同时，生活垃圾由于排出量大、成分复杂，且具有污染性、资源性和社会性，如不妥善处理，就会污染环境。目前，伴随着我国社会经济的不断发展，经济发展方式的不断转变，生活垃圾的成

分越来越复杂，其主要构成是：①有机物：厨余、果皮、草木等；②无机物：灰土、砖陶等不可回收物和塑料、纸类、金属、织物及玻璃等可回收物；③其他：大件垃圾和有毒有害废物。在一些经济欠发达地区，很多农村已经陷于生活垃圾的包围之中；同时，生活污水也是随意倾倒。生活垃圾、生活污水对生态环境造成的污染呈现明显加重态势，日益成为农村生态环境问题的重要组成部分。

二　农村环境卫生保护工作形势严峻

随着农民收入的增加，其生活水平大幅度提高，塑料制品、一次性用品等工业制成品大量进入农民群众的生活中。农民在物质消费丰富的同时，各类废弃物循环利用率逐渐下降，垃圾产量不断增加，数据显示，目前农村的人均日产垃圾已达到了0.8千克到1.3千克，如果这些垃圾不能得到及时处理将会影响农村环境卫生。另外，近年来由于许多的农民纷纷回家建房，但不少农村村民新屋建成后，余物没有做到及时清理，乱堆乱放，有的一放就是半年、一年，有的甚至放几年，既影响村容村貌又阻碍交通，并逐渐成为藏污纳垢之处。

同时，农民的生产行为也带来了污染，且污染程度在加重。在农业生产过程中，化肥的施用强度有增无减，而化肥的利用率较低，更多的部分则进入土壤及水体，对土壤和水体造成一定的污染。同时，除草剂、杀虫剂的投入强度也很大。由于农村年轻劳动力进城务工，没有足够的劳动力从事农业生产，往往在夏收之后大剂量喷洒除草剂，以减少劳动力的投入。由于害虫抗药性在增加，投入的杀虫剂、农药剂量也日益增加，这些也造成对水体的污染。此外，农村规模化养殖场的污染防治措施严重缺失。污水、粪便随意排放和堆放对周边水域造成了严重污染，也严重影响周边的空气质量。

三 环境卫生基础设施严重不足

近几年来，国际及各级政府虽然加大了环卫设施建设的投入，但由于历史欠账太多，导致环卫基础设施不能适应城市日益发展的需要，基础设施配置陈旧落后，严重不足。上下水管道老化，经常跑冒，严重影响了居民的生产、生活质量及环境卫生水平。社区垃圾中转站容量小，不能满足需求，影响城区环境卫生面貌。我国早期建成的还在运行的垃圾处理处置场，以及目前大多数城市设计建设的垃圾处理处置场，设计、建设标准不高，相当一部分处理处置设施还达不到无害化处理的标准。清扫保洁工作仍然靠人工这种落后方式，机械化清扫使用率极低，致使劳动强度大，长效保洁存在困难，不符合现代化城市发展的需要。繁华的市中心，商业网点比较集中区域缺少公厕、垃圾箱等卫生设施，存在游人如厕难、无处倾倒垃圾等现象，给环境卫生管理工作带来很大困难。

同时，从现有对生活垃圾的处理设施来看，情况也不容乐观。不少城乡的生活垃圾处理设施建设标准和工艺流程一般是根据当地财力、技术水平、领导意图自行确定的，设施的设计和建设标准达不到国家技术标准。有的设施即使设计和建设达到了标准，运行管理也达不到无害化标准。到目前为止，我国合乎标准的城市垃圾处理处置场（厂）不多，相当部分生活垃圾是在较低水平下得到处理处置的，非常容易对环境造成二次污染。

第三节　中国加强环境卫生工作的未来目标

党的十八大以来，生态文明建设逐步被提上党中央和国务院的工作日程。2015 年 5 月 5 日，《中共中央国务院关于加快推进生态文明建设的意见》发布；2015 年 10 月，随着十八届五中全会的召开，增强生态文明建设首度被写入国家五年规划。由此可见，生态文明建设必然成为今后社会经济发展中重要的内容。而环境卫生作为生态文明建设的重要组成部分，理应成为未来一段时期内需要着重关注的领域。

一　逐步推行生活垃圾分类收集、分类处理

我国生活垃圾的特性决定了很难有一种垃圾处理技术能对其进行有效的处理，必须采取多种技术对其进行综合处理才能达到减量化、无害化和资源化。但是，这需要在一个新的基础上去考虑综合处理模式中各种技术的地位和作用。

针对我国混合收集垃圾的特点，将生物处理技术作为填埋或焚烧的预处理技术，是解决我国垃圾处理难题的一种有前途的技术组合。近 10 年来，机械生活处理技术在欧洲作为填埋处理或焚烧处理的预处理技术得到了快速发展，已经出现了机械生物处理—卫生填埋、机械生物处理—焚烧发电等一些综合处理的趋势。

专栏 6 -1：日本的垃圾分类处理 ·····························

第一类：可燃垃圾

厨房垃圾（菜叶子、剩菜剩饭、蛋壳等"生垃圾"），不

能再生的纸类（餐巾纸，面积大于明信片的纸张属于"资源垃圾"），木屑及其他（烟头、湿毛巾、尿不湿、宠物粪便、宠物用灰沙、干燥剂、抗氧化剂等）。

第二类：塑料瓶类

饮料、酒类、酱油等塑料瓶（装饮料、果汁、茶、咖啡、水等的塑料瓶），酒类（日本酒、烧酒、料酒等塑料瓶），酱油食用油、沙司、洗洁精的塑料瓶属于"可回收塑料"。

第三类：可回收塑料

商品的容器或包装袋、蛋糕、蔬菜的口袋、方便面的口袋、洗发香波和洗洁精的瓶子，蛋黄酱塑料瓶、牙膏管。

第四类：其他塑料

容器、包装以外的塑料、录像带、cd及其盒子、洗衣店的口袋、牙刷、圆珠笔、塑料玩具、海绵、拖鞋、鞋类、布制玩具等。

第五类：不可燃垃圾

陶瓷类（碗、陶瓷、砂锅等），小型电器（熨斗、吹风），其他（耐热玻璃、化妆品的玻璃瓶、保温瓶、溜冰鞋、雨伞、热水瓶、电灯泡、一次性取暖炉、一次性和非一次性打火机、铝制品、金属瓶盖）。

第六类：资源垃圾

纸类（报纸、宣传单、杂志、蛋糕包装盒、信纸、硬纸箱等），布类（旧衣服、窗帘等），金属类（锅、平底锅），金属制罐子、空罐子（喷雾器的管子必须用尽），玻璃类（酒类、醋、酱油瓶、威士忌酒瓶、玻璃杯、啤酒瓶、玻璃碴等）。

第七类：有害垃圾

荧光棒、干电池、体温计（用水银的体温计）等有害垃圾必须与资源垃圾必须装入不同的垃圾袋。

第八类：大型垃圾

家电回收法规定范围内的电器（空调、电视、冰箱、洗衣机、冰柜）、家具、家用品（柜子、被褥、电磁炉、炉子等）、其他（自行车、音箱、行李箱等）。

资料来源：日本之窗网站，http：//www.jpwindow.com/notice/garbage_ collection.html，2016 年 8 月 16 日。

同时，生活垃圾作为一种取之不尽的再生资源将逐步得到重视，垃圾分类收集、分类处理方式在我国大、中城市中逐步推行，主要途径如下：①对一次性物品的限制使用初见成效，同时产品包装行为进一步规范，过度包装逐步减少；②净菜进城工作逐步被市民认可，生活垃圾中易腐有机物的比例逐步下降；③有关生活垃圾减量化、资源化的地方性法规将陆续出台，生活垃圾回收利用工作将被纳入依法管理的轨道。与垃圾分类收集相适应，生活垃圾回收利用技术将得到重视，垃圾分拣中心和资源化利用工厂等配套设施，将在一部分城市率先建成，许多城市会将此提到议事日程。生活垃圾中回收利用的比例将逐步增加，并带动废品回收业和相关产业的发展。

二　垃圾处理技术逐步向标准化、规范化、环保化发展

首先，垃圾处理技术方面，填埋气导排技术在生活垃圾填埋场得以普遍采用并不断完善，同时填埋气回收利用技术在取得经验的基础上扩大试验范围；大、中城市的生活垃圾填埋场基本上

能做到每天覆土。覆盖材料除黏土外，新型替代覆盖材料的研制工作也取得进展，并在部分缺少覆盖土来源的生活垃圾填埋场试点应用；在引进、消化的基础上，开发出压实机等新一代的国产化填埋专用机具，用于生活垃圾填埋场并取得了较好效果；国产化人工合成防渗衬底材料的质量有较大的提高，设置人工合成防渗衬底的生活垃圾填埋场不仅仅局限于个别示范工程；生活垃圾渗滤水的处理技术多样化并取得实质性进展；发达国家普遍采用的好氧填埋技术，在部分示范工程中率先得到应用；在大城市中，生活垃圾经过回收利用、堆肥、焚烧等方法处理后进入填埋场作最终处理。

其次，生活垃圾堆肥技术方面，生活垃圾堆肥厂的机械化水平和堆肥质量有明显提高；堆肥产品中的重金属和碎玻璃等杂质的含量得到有效控制；国产化有机复合肥成套生产技术与设备进一步完善，生活垃圾堆肥厂中生产有机复合肥和颗粒肥的比例将逐步提高；采用机械化动态发酵工艺和利用有效菌种快速分解的新型堆肥技术，在部分城市得到应用并逐步推广；由于具有良好的减量化和资源化效果，生活垃圾堆肥技术将重新得到重视，生活垃圾堆肥处理的比例将逐步增加。

最后，生活垃圾焚烧技术方面，我国城市生活垃圾的低位热值稳步提高，低热值生活垃圾焚烧技术的工艺进一步完善；新一代国产成套生活垃圾焚烧设备的开发取得成功，并在部分中、小城市形成一定的市场。单台处理能力 200 吨/天以下的生活垃圾焚烧设备将以国产化为主；生活垃圾焚烧厂的二次污染特别是尾气的净化技术取得突破，同时人们对二噁英等污染物的关注程度愈加提高；生活垃圾焚烧余热的综合利用技术得到提高，焚烧发电将继续得到政府在政策和税收方面的支持；生活垃圾焚烧厂将向大型化方向发展。由于国产化率和管理水平的提高，其工程投资和运行成本将得到控制；生活垃圾焚烧技术将稳步发展，生活垃圾焚烧处理的比例将逐步上升。未来几年内在部分城市将建成若干个和国外接轨的生活垃圾焚烧厂。但在我国全面推广的条件尚不具备。

三　将实行最严格的环境监管制度

"十三五"是中国全面建成小康社会、实现第一个百年奋斗目标的决胜期，也是生态文明建设和环境保护取得实质性进展的重要窗口机遇期。为实现上述奋斗目标，对于环境卫生的监管将更加严格。"十三五"规划也提出了许多新思想、新措施，其中，建立和完善严格监管所有污染物排放的环境保护管理制度，独立进行环境监管和行政执法。完善污染物排放许可制，实行企事业单位污染物排放总量控制制度。加大环境执法力度，严格环境影响评价制度，加强突发环境事件应急能力建设，完善以预防为主的环境风险管理制度。对造成生态环境损害的责任者严格实行赔偿制度，依法追究刑事责任。建立陆海统筹的生态系统保护修复和污染防治区域联动机制。开展环境污染强制责任保险试点。

第七章 实现 2030 年饮水与环境卫生、水资源管理目标的政策建议

第一节 中国实现水资源管理目标的政策建议

水资源短缺是世界面临的共同危机，是制约国民经济健康稳定发展的重要"瓶颈"，水资源的可持续利用已经成为经济社会可持续发展的基础性、战略性问题。而缓解水资源供需矛盾的关键是加强水资源的管理①。面对日益复杂的中国水资源管理，必须要依靠制度化，必须要走市场化调节。根据水利改革发展的新形式和新要求，面对《2030 年可持续发展议程》提出的目标，在系统总结我国水资源管理实践经验的基础上，依据中央水利工作会议明确要求实行最严格水资源管理制度，确立水资源开发利用控制、用水效率控制和水功能区限制纳污"三条红线"，必须要推行全方面的改革，推进我国水资源管理工作更上一个新台阶。

---

① 贾绍凤、张杰：《变革中的中国水资源管理》，《中国人口·资源与环境》2011年第 10 期。

一　理顺水资源产权关系，修订《中华人民共和国水法》

水资源是一种公共资源，若无具体产权界定，极易造成水资源的浪费。明确水资源产权，就是要对水资源占有、使用、收益、处分的权利加以确定。其反映了水资源资产管理的要求，是对水资源合理利用的有力保证。党的十八届三中全会通过的《中共中央关于全面深化改革若干重大问题的决定》也明确指出，要构建归属清晰、权责明确、监管有效的自然资源资产产权制度。

尽管近年来我国在水资源管理制度坚守方面取得了不菲成绩，形成了以水量分配、取水许可和水资源论证为主要内容的水权制度体系，并确立了以"三条红线、四项制度"为主体的最严格水资源管理制度，但受历史条件和社会环境的限制，我国水权制度建设仍滞后于发达国家，未能形成真正意义上的基于市场调节机制的水权交易制度①。

健全水资源资产产权制度的重点是健全"两个体系"。一是水资源所有权制度体系。坚持水资源资产的公有性质，通过明确水资源资产管理机构及其权责，健全水资源资产管理体制，区分水资源资产所有者权利和管理者权力；通过合理划分中央地方事权和监管职责，探索建立分级行使所有权的体制；通过实行政府有偿出让水资源使用权，进一步落实水资源所有权人权益。二是水资源使用权制度体系。通过水资源使用权确权登记，分清水资源所有权、使用权及使用量，建立健全用水权初始分配制度；通过

---

① 窦明、王艳艳、李胚：《最严格水资源管理制度下的水权理论框架探析》，《中国人口·资源与环境》2014 年第 12 期。

开展多种形式的水权交易，发挥市场机制优化配置水资源作用；通过加强水资源用途管制和水市场监管，保障公益性用水，实现水资源使用权有序流转①。

党的十八届四中全会以来，中央提出了全面推进依法治国的总目标和重大任务。因此，为理顺水资源产权关系，就要坚持依法治水，《中华人民共和国水法》虽历经多次修订，但是，仍不能满足现实需求。加快《水法》修订工作，及时确定产权关系，可以在法律层面上构建水资源所有权和使用权的制度体系，健全水资源资产产权制度。

二 坚持统筹规划，科学开发和有效利用地下水资源

我国水资源分布不均，淡水资源缺乏成为不争的事实，自实行最严格的水资源管理制度以来，强化节水保护意识，提高地下水资源的开发利用效率显得尤为关键。习近平总书记提出的"节水优先、空间均衡、系统治理、两手发力"的用水、管水和治水方针，既是经验的总结，也是思想理论的发展。

坚持统筹规划，科学指导水资源保护开发利用。习近平同志强调，要有个总体规划。规划是水资源保护开发利用的基础，是指导水安全工作的前提。应在城市建设规划的基础上，逐步完善水利发展规划、水资源规划、地下水勘查规划、农村饮水安全规划、生态环境保护和建设规划、水土保持规划。规划要达到引领水安全保障、水资源有序开发利用和科学治理的效果，就必须注

---

① 王晓娟、李晶、陈金木、郑国楠：《健全水资源资产产权制度的思考》，《水利经济》2016 年第 1 期。

重城乡、山川水安全统筹，综合考虑自然、经济、社会因素，综合考虑流域、地域特点，科学确定规划和建设单元，实现水安全规划城乡全覆盖。应注重各类水资源统筹，对地表水、地下水等实行总量控制，合理规划和分配用水指标；对生产生活污水进行分类规划，实现再利用。应注重水安全规划与经济建设、土地利用、生态保护、社会事业发展等规划的统筹，增强规划的整体性和协调性。

伴随社会经济的快速发展，全国有 2/3 的城市供水和大量农业灌溉用水依靠地下水，由于不合理的开发利用，也带来了一系列的生态环境问题。加强地下水资源的科学合理规划，规范地下水资源的管理，对于国计民生而言至关重要。首先，要加强地下水环境质量监测，及时掌握地下水水质和水量的变化，这就需要适时开展地下水水文地质勘探工作，完善各地下水文地质勘查材料。其次，加强地下水补给区与地下水水源地的涵养与保护，探索增强地下水水源地涵养能力的途径和措施，提高地下水调蓄能力，提高地下水源供水保障程度。研究推广雨洪补源技术，探索利用雨洪资源补给地下水的技术体系和管理机制①。再次，对于地下水超采区应严格控制地下水开采进度。地下水的超采不仅对当地经济社会发展和生态环境造成很大危害，而且对水资源的可持续利用和经济社会的可持续发展构成严重威胁，因此，我国应加强对地下水超采区的控制②。

---

① 王小军、赵辉、耿直：《我国地下水开发利用现状与保护对策》，《中国水利》2010 年第 13 期。

② 乔世珊：《加强我国地下水超采区治理的对策和建议》，《中国水利》2008 年第 23 期。

三 合理划定水资源价格，完善水资源价格定价机制

水价是水资源优化配置的经济杠杆。合理的水资源价格形成机制对于维护社会安定、保障国民经济持续发展具有极其重要的作用。目前来看，发达国家收取的水价与电价之间的比例约为6∶1，而我国则为1∶1，甚至更低，水价成为象征性收取，这也就导致水资源的严重浪费。因此，我国要深化水资源核算体系，完善水资源价格定价机制。

水资源价格机制的完善是一渐近的过程，国家应切实把"补偿成本、合理收益、公平负担"作为制定水利工程供水价格的原则，尽快实现完全成本化：以防洪等社会效益为主的水利工程，其运行维护费用由各级财政预算支付；用于供水、发电、养殖等多种经营、能产生效益的水利工程，其供水成本由商品水补偿，促进"以水养水"。关于农业水价制度建立，可以从如下两个方面考虑：一是提高农业灌溉水价达到供水成本，以补偿供水单位的运行维护费用；二是对农民实行灌溉用水补贴。农民对农业灌溉用水具有依赖性，保证农民的基本用水需求至关重要，但是按供水成本收费，又必然超过他们的承受能力。因此，农业水价应体现公平原则，充分考虑农户的承受能力，对农业灌溉用水实行补贴是十分必要的。具体实施可以参考提补水价的模式执行，但是各地也要结合当地的情况做出适当的调整。

在水价构成和计价标准方面，由于水价是水利经济良性循环的纽带，其对水资源的配置有极其重要的影响。因此，作为资源稀缺的商品而言，应将调整水价与提高水质相结合，采取优质优价、分质分价的办法。建立合理的水价形成机制，构建合理的水

价体系。即在水价中应充分体现水资源的稀缺性，反映全部的机会成本和外部成本，水价理论模型由资源成本、工程成本、环境成本、利润和税收五个部分构成。资源成本体现的是水资源的承载能力，工程成本体现的是供水工程承受能力，环境成本体现的是水环境承载能力。因而，可持续发展水价格的分析模式为：可持续发展水价格 = 水资源价值 + 水资源生产成本 + 水资源生产利润①。

四　转变水资源利用方式，推进节水型社会建设

目前，我国用水方式比较粗放。2009～2013 年，全国平均耗水率为 52.8%，农业平均耗水率为 65.6%，工业平均耗水率为 23.8%，生活平均耗水率为 54.6%，生态平均耗水率为 80.0%。农田灌溉水利用系数指标来看，2013 年，中国为 0.52 左右，而发达国家为 0.7～0.8，相差较大；万元工业产值用水量是发达国家的 5 倍以上；工业用水的重复利用率为 40% 左右，而发达国家在 75% 以上②。由此可见，我国水资源利用方式粗放，利用效率远低于发达国家。面对我国日益严峻的用水形势，倡导节约用水，提高用水效率迫在眉睫。

推进水资源开发利用方式转变，建设节水型社会，成为解决中国水资源短缺问题最根本、最有效的战略举措。节约用水较早出现在 1961 年中央批转农业部和水利电力部《关于加强水利管理工作的十条意见》中。而"节水型社会"最早出现于 2002 年的

---

① 陈新业：《水资源价格形成机制与路径选择研究》，《探索》2010 年第 1 期。
② 李华：《珍惜水资源、提高利用效率》，《中国国土资源经济》2015 年第 4 期。

《中华人民共和国水法》中第八条，要求国家厉行节约用水，大力推行节约用水措施，推广节约用水新技术、新工艺，发展节水型工业、农业和服务业，建立节水型社会。随后，水利部就节水型社会建设进行了部署。

建设节水型社会，就要坚持可持续发展理念，统筹水资源与社会经济发展，突出加强水资源的节约、保护和优化配置；提高水资源承载力和水环境承载力，鼓励发展绿色经济。在节水型社会建设试点成功的省、市继续推广，并做好经验总结，形成可复制、可推广的模式，向全国范围内展开。推进中国水资源开发利用方式从粗放型向集约型、节约型转变。

建设节水型社会，就要优化调整经济结构，发展节水型产业。大力普及节水技术，积极开发和推广节水器具和节水工艺，用高新节水技术改造传统产业，优化调整农业和农村经济结构，建立与区域水资源承载能力相适应的经济结构体系[1]。

专栏7-1：全国首个省级节水型社会建设试点 ·································

自我国第一个节水型社会建设试点——甘肃张掖节水型社会建设于2006年9月2日正式通过水利部专家组的验收，我国节水型社会建设工作顺利开展。

2011年，经过现场考察、资料审核、会议质询，验收工作组一致同意通过宁夏节水型社会建设试点验收。至此，宁夏成为全国第一个省级节水型社会建设试点，也是全国节水型社会建设的重要区域，在我国节水型社会建设整体格局中

---

① 谭策吾：《大力推进节水型社会建设，提高水资源利用效率和效益》，《中国水利》2004年第19期。

处于非常重要的地位。试点建设以来，宁夏全区用水总量减少 5.7 亿立方米，其中农业用水减少 6.4 亿立方米，万元 GDP 用水量从 1274 立方米下降到 651 立方米，万元工业增加值用水量下降到 91 立方米。城市污水处理率由 30% 提高到 70%。黄河宁夏段水质明显好转，黄河干流全境达到 Ⅲ 类水质标准。

资料来源：《光明日报》2011 年 11 月 24 日。

五　建立水资源管理的节水制度

在农业用水方面，大力发展节水农业。培育灌溉水市场；重构包括工程节水、生物节水、农艺节水和管理节水等四个子系统在内的节水农业技术系统；同时，由于我国地域辽阔，农用水资源丰缺并存，所以，应在灌溉农业区推广"输水工程 + 常规节灌 + 水价控制"的模式和旱作农业区推行"集水工程 + 现代喷微灌 + 农艺措施"的不同的节水模式。

在工业用水方面，首先要实行节水考核制度，对于定额以内的用水，采用较低的费率；高于配额的用水，则按分级提价的原则，收取较高的水资源税、费。为了鼓励节约用水，可允许企业对节水部分进行有偿转让，以促进节水成本低的企业率先节水，从而带动整个工业向节水方向迈进。其次要严格实行用水许可制度。目前无证开采、超量开采现象比比皆是，为此应加大投入，搞好执法检查。

在城市用水方面，不断加强生活用水的节约管理。首先应使生活用水的价格合理，起到激励节水的作用。生活用水水价的确定应更多由市场、消费者和政府共同参与制定，其价格不仅要包含制水、供水成本和合理的利润，还要包括污水处理费用。其次应推广使用节水器具。最后，利用公共传媒在全社会广泛进行节约利用、合理利用和保护水资源的宣传教育，使节约用水成为居民的自觉行动。

第二节　中国实现饮水安全目标的政策建议

从目前中国实际来看，城市、县城、建制镇以及乡居民的安全饮水问题得到了较好的解决，需要进一步关注的问题是饮水水源地保护、节约用水等问题。与此相比，广大的农村地区，特别是山区、丘陵地区的农村人口安全饮水依然存在着较大差距。因此，本书重点提出保障农村饮水安全的政策性建议。

一　加强农村饮水安全的顶层设计

党中央、国务院高度重视农村饮水安全问题，每年都投入大量资金用于农村饮水安全工程，但全面解决农村饮水安全的任务依然艰巨。因此，需要在国家层面上，尽快绘制出全面解决农村饮水安全的蓝图。

（一）强化政府的责任意识、担当意识

习近平总书记说，是否具有担当精神，是否能够忠诚履职、尽心尽责、勇于担责，是检验每一个领导干部身上是否真正体现共产党人先进性和纯洁性的重要方面。保障农村饮水安全，是以人为本、执政为民的重要体现，是事关亿万农民群众切身利益的

民生事业，是统筹城乡发展和全面建成小康社会的重要任务，是各级政府义不容辞的重要职责。

生态文明建设是建设美丽中国的必然要求，对于满足人民群众对良好生态环境的新期待，形成人与自然和谐发展的现代化建设格局具有十分重要的意义。党中央、国务院已经明确提出，政府政绩考核越来越关注生态环境指标，政府政绩考核机制将会逐步得以完善。为此，将解决农村饮水安全工程纳入政府考核内容之中，实施目标管理。重点考核水源地的生态保护、水资源的保护以及农村饮水安全工程的建设与管理成效。

（二）摸清需要解决农村饮水安全的实际状况

国家每年均制定解决农村饮水安全的目标，各省市在年终考核时也已经"完成"了既定目标，但是，其保障程度究竟如何难以确定。因此，应该对全国范围内农村饮水安全情况做一个科学的估算，对需要解决安全饮水的人口及其分布绘制出一个蓝图。

（三）制定解决农村饮水安全的详细路线图

部分人口在饮水安全问题得到解决之后，可能会由于某种原因，导致其饮水不安全，而他们却被统计在已经解决饮水安全群体之中。因此，应建立动态档案以及农村饮水安全工程的实施年份档案。在此基础上，制定解决农村饮水安全的路线图。

二　加大投入，提高农村饮水保障程度

（一）从扩展水源入手，确保农村居民有水喝

一些地区，特别是西部干旱缺水的黄土高原地区，雨水是该

区域的唯一水源，集雨措施是解决农村饮水的有效途径。对山区而言，山泉水可能是当地居民的饮用水源。因此，应加大农村饮水工程的投入，在寻找水源上下功夫。

（二）从改善水源水质入手，确保农村居民有安全健康的水喝

水源地生态保护是确保水源安全健康的关键，其包括两层含义。一是水源水质自身不符合安全饮水标准的，如一些区域水含氟量高，不适宜饮用；如上文所讲的黄土高原地区，收集的雨水水质达不到卫生标准。二是水源水质被工农业生产污染了，不再适宜饮用。对于前一种情况，需要增加投入，通过物理、化学、生物措施，或者工程措施，对水源水质进行净化，从而使水质达到饮用水的标准；对于后一种情况，需要加强环境管理，从而倒逼工业、农业生产方式的转变，使得周边农民的生产行为、企业的生产行为不再对水体造成污染。为此，要杜绝工业企业、规模化养殖场分布在饮用水源地周边，同时，通过改变农民的生产行为，减少面源污染的产生。

（三）从完善饮水工程入手，确保农村居民能喝到安全健康的水

饮水工程建设，是解决农村饮水的关键，也是一项重要的民生工程，但在以往的工程建设中，存在着规划设计、投资额度及方式不合理问题，往往不能实现预期效果。因此，需要根据平原、山区、丘陵等不同区域的地貌特点以及农民的居住特点，科学合理地进行规划，根据工程的具体情况进行投资预算，不能为了省事采取"一刀切"的投入方式。换而言之，国家在投入方

面，要充分考虑实用性，有多大困难就要有多大的资金支持，这样才能使农民饮水安全工程的质量得以保证，正常运行得以保证。

三　采取最严厉的措施，切实加强对农村饮水水源的保护

（一）加强对水源地的有效保护

水源地是农村饮水工程的重要组成部分，对水源地进行有效保护，是确保饮用水水质的基础与重要环节。因此，应明确划定农村饮用水水源保护区，并严格按照相关法律法规落实水源保护区制度，加大水源地周边的生态保护、生态建设与生态恢复，提高水源地周边的生态服务功能的提升。同时，对破坏水资源保护和涵养林保护等设施行为进行严厉惩罚。

（二）严格水污染防治

在现实中，一些经济相对落后，但拥有良好生态基础的地方政府，甚至一些国家级生态示范区的地方政府，为了在短期内实现 GDP 的快速增加，招标引进严重污染的重大项目，造成了水资源的污染，生态环境的破坏。水资源的污染威胁了农村饮水安全，更影响了农村居民的身体健康。因此，在实现最严格的水资源保护制度下，对造成严重的水资源污染事故的企业法人进行严惩，追究其污染环境的责任，并予以巨额经济处罚；同时，追责当地主要领导、分管领导，采取严厉的惩罚措施。此外，引导农民改变其生产行为，逐渐减少农药、化肥、杀虫剂、除草剂等化学品的投入，减少其对地下水体的污染。

四 建立完善的农村饮用水水质监测体系

（一）建立部门之间的协调工作机制

农村饮用水质量涉及农村安全用水管理部门（即水务局）以及卫生防疫部门，因此，应建立农村安全饮水管理部门及卫生防疫部门之间的协调工作机制，提高其彼此合作的默契程度，以避免遇到问题彼此推诿现象。

（二）建立监测机构，组建监测人才队伍

随着农村饮水安全工程量的日益增加，以及农村安全饮水工程面临的外部环境压力的增加，应设立专门水质监测机构，健全农村饮用水水质监测制度，并配备足量的专业技术监测人才，以及先进的监测仪器与设备，三者缺一不可。只有这样，才能有效进行水质监测工作。

（三）健全监测体系，确保工程供水质量

水质监测是保障农村饮用水安全的重要手段。在机构、队伍、仪器设备等完善的基础上，尽快健全与完善农村饮用水安全监测体系，定期或不定期地对各类水源系统进行水质监测，及时利用信息发布平台，通报水质状况，指导农民饮用安全水，发挥监测机构的服务作用。

五 建立多元投融资机制，拓宽农村饮用水工程的资金来源

农村饮用水工程作为社会公益性事业，国家投入了大量的财

政资金，但相对于巨大需求而言，农村饮用水安全工程依然面临着资金短缺问题。为此，政府应充分发挥主导作用，在加大财政投入力度的同时，引导建立多元化投融资机制。

（一）国家继续增加对农村饮用水工程的专项资金投入力度

在国家财政资金分配上，应根据不同区域社会经济发展水平，采取差异化的投资政策，对国家重点扶贫开发重点县、山区县、丘陵县以及民族县，在资金力度上倾斜。同时，根据区域地形特点，以及农村居民的居住特色，科学合理预算资金投入强度。

（二）引导社会资本参与农村饮水安全工程建设

切实落实国家对社会资本参与水利工程建设的扶持政策，真正调动与保护社会资本参与工程建设的积极性。为此，一方面要广泛宣传，使得社会资本主体全面了解和掌握国家鼓励社会资本参与水利建立的相关扶持政策，努力营造社会资本参与的良好氛围。鼓励支持社会资本介入项目建设，通过市场化运作，解决资金不足问题。

（三）建立为社会资本参与农村饮水安全工程建设提供技术服务的长效机制

农村饮水安全工程是一种技术性很强的工作，需要专业技术人才提供有效的支持。但从目前调研的情况看，我国基层水利部门专业技术人才队伍前景令人担忧。特别是社会资本参与农村饮水安全工程建设需要大量的专业技术人才，基层水利部门需要建立为其提供技术支持的长效机制，在信息公开、技术服务、人员培训等方面提供支持。

第三节　中国实现环境卫生目标的政策建议

一　稳步推进生活垃圾分类处理

随着我国工业化和城镇化进程的加快，城市规模不断扩大，人口逐年增加，相应的生活垃圾和生产垃圾量剧增，带来了诸如占用土地、土壤污染、水污染、生态污染等弊端，引起严重的社会和经济问题。

目前我国解决垃圾问题的主要方式是末端处理。这种处理方式难以从根本上缓解垃圾处理的压力。一方面投资大、费用高，建设周期长，经济负担沉重；另一方面，末端治理往往会产生新的污染物，不能从根本上消除污染。对于垃圾问题要从末端处理转向源头管理，促进源头减量，控制并减少垃圾的产生量。例如，限制过度包装，鼓励净菜上市等，都能在源头有效减少垃圾的产生量[①]。

"垃圾围城"危机已严重影响到了城市环境和社会稳定。而生活垃圾是城市管理、环境保护和公共服务的重要组成部分，是社会文明程度的重要标志，更是关系民生的基础性公益事业。因此，由末端治理向源头治理转变，是推进生活垃圾处理有效性的趋势。

首先，加大宣传力度，强化引领示范作用。要求党员干部、居民骨干、社区工作者积极参与到垃圾分类投放活动中，自觉进行

---

① 张英民、尚晓博、李开明、张朝升、张可方、荣宏伟：《城市生活垃圾处理技术现状与管理对策》，《生态环境学报》2011 年第 2 期。

垃圾分类，带动家属积极参与。同时，制定垃圾分类指导考核细则、考核标准，建立奖惩考核机制。其次，应该在垃圾回收箱的设计上更加注重人性化和科学化，在垃圾箱制作过程中，就应该标注有"金属、塑料、硬纸"等显著性标示，让市民一目了然、便于操作，培养垃圾分类习惯。最后，引入市场资本开展垃圾回收产业的研究，改变传统单一由环卫部门采用填埋和焚烧方式处理垃圾的做法。

同时，遵循循环经济理念，全面利用废旧商品回收利用、焚烧发电、生物处理等生活垃圾资源化处理方式。加强可降解有机垃圾资源化利用工作，统筹餐厨垃圾、园林垃圾、粪便等无害化处理和资源化利用，确保工业油脂、生物柴油、肥料等资源化利用产品的质量和使用安全。此外，应重点建立垃圾处理服务价格核算支付机制和垃圾处理设施建设生态补偿机制，明确补偿方式，对垃圾跨区流动进行费用征收和补偿，对垃圾处理设施属地付出的政策成本和生态环境成本给予补偿。

专栏 7-2：三沙市永兴岛启动垃圾源头分类，设立海洋环保专项基金

三沙市作为中国最南端的新兴城市，主管部门一直就特别关注环境卫生治理工作，注重保护生态系统平衡。设市以来共投入各项环保资金近 5 亿元，涉及环境保护基础设施建设、岛礁绿化、环境监测、增殖放流等多方面。2016 年，三沙市海洋生态环境保护专项基金正式启动，三沙航迹珊瑚礁保护研究所申报的"三沙永乐龙洞基础信息报告专项"成为第一个专项资金支持项目。

　　三沙市永兴岛使用的垃圾热能处理设备是"第三代"废物处理技术的典型，该垃圾热能处理设备对生活垃圾、餐厨垃圾、有害垃圾等可燃垃圾进行热能分解燃烧处理，垃圾减量化可达 95%～97%。具有垃圾减量显著、节能、无噪、防腐防锈、占地面积小、操作简便、适用性强等优点。目前，永兴岛垃圾共分为七类。永兴岛居民按照可回收垃圾、餐厨垃圾、生活垃圾、有害垃圾分别投放到垃圾分类收集桶，由环保中心定期收集转运处理，枯枝叶、建筑垃圾进行定点投放，大件垃圾由环保中心上门收取。

　　资料来源：中新网，http：//www.chinanews.com/gn/2016/07－23/7949311.shtml，2016 年 7 月 23 日。

二　治理和改善农村环境卫生，增强农民环境保护意识

　　改革开放以来，我国农村经济形势逐渐转好，农民的生活质量水平也有了极大提升，由此带来的农村生活垃圾数量逐渐增加。但是，由于农民环保意识较差，以及农村环境卫生设施的落后，使得农村生活垃圾的处理难以满足社会主义新农村建设的需求。

　　农村生活垃圾处理效率低，最主要的原因在于农民环境保护意识较差，农民的科学文化素质不高。科技部于 2013 年和 2015 年对中国公民科学素质进行了中国情境下的测评，《公民科学素质蓝皮书》公布的调查数据显示，在被调查省（市）中，农民科学文化素质成为制约整体国民素质提高的短板，也在一定程度上解释了农村生活垃圾处理效率低的原因。由于几千年来形成的生活习

惯，使得农民没有强烈的生态保护和环境保护意识，他们往往只追求自身眼前利益，忽视了环境保护。这就需要有关环保机构加强环境卫生保护的科普和宣传工作，借助于大数据和"互联网＋"发展时机，利用新媒体，扩大宣传力度，通过搭建公众参与平台，引导农民树立保护环境的意识，倡导绿色健康低碳生活方式，促进垃圾源头减量和回收利用，发动和组织群众进行"三清四改"（清垃圾、清杂草、清污泥，改水、改路、改厨、改厕），全面开展村容村貌整治行动，提升群众环境保护和资源保护意识。

在劳动生产方式上，积极推广农业清洁生产。清洁生产是一种对污染实施"全程控制"的新型生产管理方法，将其推广运用于农业生产经营之中，通过资源综合利用、短缺资源代用、二次能源利用以及节能、降耗、节水，可以合理利用自然资源、减缓资源的耗竭、减少废物和污染物的排放，能有效地控制农业生态环境的污染程度，促进农产品的生产、消耗过程与环境相融洽，降低农业生产活动对人类和环境的风险。规范农药包装物、农膜等废弃物处置，大力推广秸秆综合利用，严禁秸秆随意焚烧。推广节约型农业技术，减少农业面源污染，使用节肥技术，减少化肥污染。同时，大力推广农业、生物、物理等相结合的综合防治技术，积极鼓励农民使用生物农药，减少化学农药施用量，发展农业循环经济。

三　加强城市环境卫生设施的建设和管理

环卫基础设施配套建设是落实环境卫生管理工作的前提和基础。当前的城市环境卫生设备由于技术问题或者设计不合理导致设备本身存在质量问题，加上相关部门没有根据地区或者使用频率等来分离处理环境卫生设备，也没有进行差异化设计，导致设备在最初阶段就出现失误，在使用的过程中经常会遇到各种问题，这在一定程度上就不利于环境卫生设备的维护，使环境卫生设备的质量得不到保障[①]。

拓宽投资渠道，加大城市环境卫生设施投放力度，加快生活垃圾中转站、资源回收中心、生活垃圾焚烧发电厂、综合处理厂、餐厨垃圾处理厂、生活垃圾卫生填埋场、有害垃圾综合处理厂及建筑废弃物收纳场建设。同时，推进有害垃圾处理设施建设，在整合规范现有设施基础上，增设生活环境无害化处理中心，确保所有固体废弃物全部纳入规范和安全管理体系。

此外，加快推进现有环卫设施升级改造。对现有卫生处理中心和无害化处理中心技术设备进行改造。加强环卫公建配套设施规划建设，结合垃圾产生量及分布状况，因地制宜、科学布局和建设生活垃圾压缩转运站，进一步完善居民小区的垃圾分类收集和公众场所的环卫设施配套，逐步完善生活垃圾收运体系。

专栏 7-3：新加坡环境卫生治理 ------------------------------------

新加坡高度重视环境卫生治理工作，环境卫生管理组织体系完善，体制顺畅效率高，市场化运作非常成熟，为其经济的长期可持续发展打下了坚实基础，将其打造为著名的"花园城市"。

为加强环境卫生治理工作，新加坡政府提出"洁净的饮水、清新的空气、干净的土地，安全的食物、优美的居住环境

---

① 樊梨花：《浅谈环境卫生设施的维护问题》，《科技创新与应用》2016 年第 4 期。

和低传染病率"等环境目标，通过健全的法律、周密的计划、严格的执法和到位的管理对工业化的环境后遗症进行补救。

为治理垃圾、废水、废气等世界各大城市普遍感到头痛的问题，新加坡政府设立了专职部门，帮助厂家和居民提高资源的利用效率，减少废物的产生。早在 2007 年，新加坡的制造业废料有 40% 已得到再循环使用。政府推行的生活垃圾分类回收已在 1/7 的居民中实施，垃圾收集人员定期发给居民专用塑料袋和定期回收纸张、旧衣服、电器元件等可再生垃圾。新加坡政府规定，工业废水必须经处理达标后再排放，经净化的再生水重新用作工业用水。

此外，新加坡的清洁环境还得益于公共卫生教育和严厉的执法。新加坡每年都开展清洁周和绿化周活动。在新加坡的公共汽车上常常可以看到"乱扔垃圾罚款 1000 新元"的告示。违规者必会收到一张罚单，如果不按时交付罚款就会受到法院传讯。此外，违规者还会被有关部门召去充当反面教员，穿上标志垃圾虫的服装当众扫街，借以示众。乱扔烟蒂、随地吐痰、攀折花木、破坏草坪、驾驶冒黑烟车辆等都会受到类似惩罚。

资料来源：中国百科网，《新加坡环境保护的主要经验及其对中国的启示》，http：//www. chinabaike. com/t/31251/2015/1123/3889663. html，2016 年 8 月 16 日。

专栏 7-4：海口城乡环境卫生治理

2015 年 7 月 31 日，海口市全面启动"双创"工作，把创建全国文明城市和创建国家卫生城市作为落实"四个全面"战略布局、践行"三严三实"、规范城市治理管理、提升城市品质的重要载体，作为事关海口全局、影响重大、带动发展的历史性工程。实践中，海口市以整治"脏乱差"为突破口，重点抓好城乡环境卫生、道路交通秩序、日常市容市貌、综合生态环境、公共安全秩序、城乡公共卫生"六大治理"，做到了常治常新。

据统计，全市环卫系统共组织社会各界投入 20 多万人次，开展较大规模的卫生大扫除活动 273 次，清理生活垃圾 360 多万吨，建筑垃圾 470 多万吨。生活垃圾无害化处理量 80 万吨，渗滤液处理量 15 万吨，发电量 16.5 亿千瓦时，垃圾无害化处理率达 100%。

资料来源：人民网，http://news. 0898. net/n2/2016/0726/c231190 - 28727930 - 2. html，《海口城乡公共卫生治理：防控病媒生物成绩斐然》，2016 年 7 月 31 日。

四 完善生活垃圾处理相关法律法规

目前，我国有关生活垃圾管理立法体系的法律法规已经逐渐健全，《中华人民共和国环境保护法》《中华人民共和国固体废物污染环境防治法》《城市生活垃圾管理办法》《城市生活垃圾管理办法》等法律法规，在日常生产生活中产生了积极的影响，对环境卫生的保护、生态系统的平衡起到了推动作用。

然而，面对日益复杂的环境卫生形势，以及立体化的环境生活污染，相关法律法规仍有进一步完善并修订的必要。首先，逐步调整传统生活垃圾处理立法的指导思想。过去人们习惯将生活垃圾作为一种固体废物，认为其毫无价值，但是，随着人类认识的逐渐深化，生活垃圾中可综合利用的成分也有很多。因此，在立法过程中，应及时转变思想。其次，完善现行法律法规内容，更多侧重可操作层面。以往法律法规过多的是一般性表述，涉及可操作性的法条较少。同时，以往关注的多是城市生活垃圾处理问题，而较少涉及农村生活垃圾处理，忽视了当前社会日益恶化的农村生活垃圾处理问题。

参考文献

《2013 国外资源、能源和环境统计资料汇编》，中国统计出版社，2014。

《简明不列颠百科全书》，中国大百科全书出版社，1986。

《中国大百科全书·大气科学、海洋科学、水文科学》，中国大百科全书出版社，2004。

《中国大百科全书·环境科学》，中国大百科全书出版社，2004。

王浩：《中国水资源与可持续发展》，科学出版社，2007。

巴文永：《我国水资源流域管理体制论述》，《经营体制改革》2015 年第 19 期。

陈雷：《全面落实最严格水资源管理制度，保障经济社会平稳较快发展》，《中国水利》2012 年第 10 期。

陈明忠：《国务院关于实行最严格水资源管理制度的意见》，《中国水利》2012 年第 7 期。

陈新业：《水资源价格形成机制与路径选择研究》，《探索》2010 年第 1 期。

陈志恺：《全球气候变暖对水资源的影响》，《中国水利》2007 年第 8 期。

窦明、王艳艳、李胚：《最严格水资源管理制度下的水权理论框架探析》，《中国人口·资源与环境》2014年第12期。

樊梨花：《浅谈环境卫生设施的维护问题》，《科技创新与应用》2016年第4期。

高而坤：《谈流域管理与行政区域管理相结合的水资源管理体制》，《水利发展研究》2004年第4期。

顾浩：《基于水权理论的水资源经济管理初探》，《中国水利》2003年第10期。

郭普东：《论我国水环境与水资源行政管理体制的改革》，《黑龙江省政法管理干部学院学报》2009年第1期。

黄庆华、刘建徽：《我国水资源定价的内在机理及其配置效率》，《改革》2014年第3期。

贾宏骥、武福玉、成接安：《加强运行管理机制建设，促进农村饮水事业发展》，《山西水利》2002年第4期。

贾绍凤、张杰：《变革中的中国水资源管理》，《中国人口·资源与环境》2011年第10期。

郎艳艳：《建立农村饮水安全工程运行管理长效机制探析》，《水利科技》2013年第25期。

李华：《珍惜水资源、提高利用效率》，《中国国土资源经济》2015年第4期。

刘高峰、龚艳冰、佟金萍：《新常态下最严格水资源管理制度的历史沿革与现实需求》，《科技管理研究》2016年第10期。

乔世珊：《加强我国地下水超采区治理的对策和建议》，《中国水利》2008年第23期。

曲福田、冯淑怡：《中国水资源管理制度研究》，《南京农业大学学报（社会科学版）》2001 年第 1 期。

孙雪涛：《贯彻落实中央一号文件，实行最严格水资源管理制度》，《中国水利》2011 年第 6 期。

谭策吾：《大力推进节水型社会建设，提高水资源利用效率和效益》，《中国水利》2004 年第 19 期。

王浩：《实行最严格水资源管理制度关键技术支撑探析》，《中国水利》2011 年第 6 期。

王宏、魏民、卢海凤、李云鹏、郑国臣：《国外水资源规划与管理经验及启示》，《东北水利水电》2013 年第 8 期。

王晓娟、李晶、陈金木、郑国楠：《健全水资源资产产权制度的思考》，《水利经济》2016 年第 1 期。

王小军、赵辉、耿直：《我国地下水开发利用现状与保护对策》，《中国水利》2010 年第 13 期。

王晓梅、陈银萍、李玉强：《农村饮水安全研究进展与趋势》，《广东化工》2012 年第 7 期。

魏守科、雷阿林、Albrecht Gnauck：《博弈论模型在解决水资源管理中利益冲突的运用》，《水利学报》2009 年第 8 期。

文俊、吴开亚、金菊良、程吉林：《基于信息熵的农村饮水安全评价组合权重模型》，《灌溉排水学报》2006 年第 4 期。

夏军、朱一中：《水资源安全的度量：水资源承载力的研究与挑战》，《自然资源学报》2002 年第 3 期。

谢新民、孙雪涛、王浩、王国新、程世迎：《强化我国水资源权属管理的思考》，《科学对社会的影响》2005 年第 4 期。

张英民、尚晓博、李开明、张朝升、张可方、荣宏伟：《城市生活垃圾处理技术现状与管理对策》，《生态环境学报》2011 年第

2 期。

　　张泽：《国际水资源安全问题研究》，博士学位论文，中共中央党校，2009。

　　张志刚：《水资源管理存在的问题及对策措施》，《科技创新与应用》2014 年第 24 期。

　　赵艳玲、姚伟、陶勇：《农村饮用水和环境卫生与介水传染病的相关性研究》，《环境与健康杂志》2009 年第 1 期。

　　朱剑红、李心萍：《秸秆利用率 2020 年超 85%》，《人民日报》2015 年 11 月 26 日 03 版。

　　左其亭、马军霞、陶洁：《现代水资源管理新思想及和谐论理念》，《资源科学》2011 年第 12 期。

索 引

安全饮水　　2，8，10，36，37，39，42，
　　45，55～58，117，125，156，210～213，
　　216，218，223，246～248，250

城市居民生活用水量标准　　131～133

城市污水处理率　　163，164，227，245

城市用水普及率　　125

废弃物排放　　2，11，70，220

公共厕所　　73，74

环境卫生　　1～6，8，11，12，40，42，
　　59，60，65，68，73～81，162，184，
　　226～233，237，238，251，253～258

节水型社会　　114，119，124，193～
　　196，201，243，244

经过改善的卫生设施　　74～76

径流分布　　16

可再生淡水资源　　9，18，20，21，23

露天排便　　11，60，73，74，76，78

气候变化　　26，28，30～32，57，228

生产性垃圾处理　　185

世界水日　　4，5，26，30，40，44，
　　56，58，217

水力发电量　　24，25

水十条　　124，228

水循环系统　　13，14，23

水资源管理制度　　30，113，116，122～
　　124，191～195，200～202，214，
　　238～240

水资源价格　　197，203，241～243

享有清洁饮用水源　　10，45～51

饮水革命　　37，38，58

饮用水水源地　　99，193，201，214～
　　216，222，223

饮用水水质标准　　213，224，225

中国水周　　217

图书在版编目（CIP）数据

饮水安全与环境卫生可持续管理／王宾，于法稳著
. -- 北京：社会科学文献出版社，2016.8
（2030 年可持续发展议程研究书系）
ISBN 978 - 7 - 5097 - 9645 - 0

Ⅰ.①饮…　Ⅱ.①王…　②于…　Ⅲ.①饮用水 - 给水
卫生 - 水质管理 - 研究 ②环境卫生 - 卫生管理 - 研究
Ⅳ.①R123.9 ②X32

中国版本图书馆 CIP 数据核字（2016）第 201486 号

·2030 年可持续发展议程研究书系·

饮水安全与环境卫生可持续管理

著　　者／王　宾　于法稳

出 版 人／谢寿光
项目统筹／恽　薇　陈凤玲
责任编辑／恽　薇

出　　版／社会科学文献出版社 · 经济与管理出版分社　（010）59367226
　　　　　　地址：北京市北三环中路甲 29 号院华龙大厦　邮编：100029
　　　　　　网址：www. ssap. com. cn
发　　行／市场营销中心（010）59367081　59367018
印　　装／北京季蜂印刷有限公司

规　　格／开　本：787mm × 1092mm　1/16
　　　　　　印　张：17.5　　字　数：203 千字
版　　次／2016 年 8 月第 1 版　2016 年 8 月第 1 次印刷
书　　号／ISBN 978 - 7 - 5097 - 9645 - 0
定　　价／68.00 元